上海市老年教育普及教材
上海市学习型社会建设与终身教育促进委员会办公室

老年人肝胆胰脾疾病100问

复旦大学出版社

本书编写组

编著　徐军明

丛书策划

朱岳桢　杜道灿　黄知和

前　言

　　根据上海市老年教育"十二五规划"提出的实施"个、十、百、千、万"发展计划中"编写100本老年教育教材，丰富老年学习资源，建设一批适合老年学习者需求的教材和课程"的要求，在上海市学习型社会建设与终身教育促进委员会办公室、上海市老年教育领导小组办公室和上海市教委终身教育处的指导下，由上海市老年教育教材研发中心会同有关老年教育单位和专家共同研发的首批"上海市老年教育普及教材"，共58本正式出版了。

　　此次出版"上海市老年教育普及教材"的宗旨是编写一批能体现上海水平的、具有一定规范性、示范性的老年教材；建设一批可供老年学校选用的教学资源；完成一批满足老年人不同层次需求的、适合老年人学习的、为老年人服务的快乐学习读本。

　　"上海市老年教育普及教材"的定位主要是面向街（镇）及以下老年学校，适当兼顾市、区老年大学的教学需求，力求普及与提高相结合，以普及为主；通用性与专门化相兼顾，以通用性为主。编写市级普及教材主要用于改善街（镇）、居（村）委老年学校缺少适宜教材的实际状况。

　　"上海市老年教育普及教材"在内容和体例上尽力根据老年

人学习的特点进行编排，在知识内容融炼的前提下，强调基础、实用、前沿；语言简明扼要、通俗易懂，使老年学员看得懂、学得会、用得上。教材分为3个大类：做身心健康的老年人；做幸福和谐的老年人；做时尚能干的老年人。每个大类包含若干教材系列，如"老年人万一系列"、"老年人常见病100问系列"、"健康在身边系列"、"老年人心灵手巧系列"、"老年人玩转信息技术系列"等。

"上海市老年教育普及教材"在表现形式上，充分利用现代信息技术和多媒体教学手段，倡导多元化教与学的方式。第一批教材中有半数课程配有多媒体课件，部分动手课程配有实物学习包。在年内开通的老年教材移动终端平台上，老年人可以免费下载所有教材的电子版，免费浏览所有多媒体课件，逐步形成"纸质书、电子书、计算机网上课堂和无线终端移动课堂"四位一体的老年教材资源。

"上海市老年教育普及教材"编写工作还处于起步阶段，希望各级老年学校、老年学员和广大读者提出宝贵意见。

上海市老年教育普及教材编写委员会
2013年8月

编者的话

据上海市民政局、上海市老龄办、上海市统计局联合发布的上海市老年人口统计情况显示，截至2012年12月31日，上海市户籍60岁及60岁以上的老年人口占全市户籍总人口的25.7%，达367.32万人。其中70岁以上人口占46%。人的寿命延长了，是个可喜的现象。但许多老年人带病生活的状态告诉我们，老年人需要延长寿命，但更需要的是提高生命质量。因此，对老年人及其家庭来说，就要充分重视对疾病的防控，增强自身的健康意识，掌握保健知识，做到防病于未然，治病于早期，不死于无知，从而使人口老龄化向健康老龄化迈进。

近年来，上海的健康教育工作内容丰富，亮点突出，富有成果。2012年，上海市市民健康素养的总体具备率已经达到了14.38%，列全国前茅。2013年，上海市卫生局局长徐建光提出"2013年卫生部门还要促进与多部门合作和交流，完善健康教育的工作网络，拓展健康教育工作领域，增加健康教育的覆盖面"。策划并出版本套以老年人为读者对象的"老年人常见病100问"丛书，正是上海市教委参与市民健康教育，促进健康老龄化的公益性举措，是上海健康教育工作的一个组成部分。

在本套丛书的策划和编写过程中，民盟上海市委给予了大力的支持和帮助。民盟上海市委社会服务部和民盟上海申康医院发展中心委员会邀请和组织了上海部分市属医院的专家在百忙之中承担了书稿的撰写工作，这里谨致以崇高的敬意和衷心的感谢。

健康教育工作是一项长期的系统工程，需要理论的探索和实践的总结。我们希望本套丛书的出版，能对老年人增加健康知识、提高疾病防控能力、提升生命质量起到积极的促进作用。

医生简介

徐军明　上海交通大学附属第一人民医院普外科执行主任，主任医师，硕士生导师。国际移植学会会员。

1971年出生于浙江省余姚市。2001年毕业于浙江大学，获外科学博士学位。2002~2004年攻读复旦大学临床博士后。2007年获国家留学基金委资助赴美国加州大学洛杉矶分校医学中心器官移植中心临床学习，期间获得为期1年的加州医师执照，参与大量肝移植及肝胆胰肿瘤手术。

手术技术精湛，主刀完成肝脏移植手术200余例。擅长肝癌、胰腺癌、胆道肿瘤、肝硬化门静脉高压及胆道结石的手术治疗，并擅长开展腹腔镜下肝胆胰脾手术。能熟练开展乳腺和甲状腺手术。每年主刀完成手术近500例。

专家门诊时间：周一下午、周四上午。

目　录

3 求诊指南 115

1

认识肝胆胰脾疾病

　　肝、胆、胰、脾均为腹腔内器官，位置毗邻，关系密切，相互影响。当其中一个器官出现病变，往往影响其他器官的功能。又因这4个器官均位于上腹部，临床表现类似，诊断容易混淆。处理上，因解剖关系密切，在对一个病变器官手术时，常累及其余器官。因此，现代临床医学一般把肝、胆、胰、脾疾病作为一个整体来对待。在大多数综合性大医院，常将肝、胆、胰、脾外科单独列为一个专科。

1.1　肝脏疾病

1.1.1　肝硬化

　　肝硬化是各种慢性肝病发展的晚期阶段。病理上以肝脏弥漫性纤维化、再生结节和假小叶形成为特征。临床上，起病隐匿，病程发展缓慢；晚期以肝功能减退和门静脉高压为主要表现，常出现多种并发症。肝硬化是常见病，世界范围内的年发病率约为100（25~400）/10万，男性多见，出现并发症时死亡率高。

　　（1）病因：引起肝硬化的病因很多，包括：①病毒性肝炎：主要为乙型、丙型和丁型肝炎病毒感染；②慢性酒精中毒：在我国约占15％，近年来有上升趋势；③非酒精性脂肪性肝炎：随着世界范围肥胖的流行，非酒精性脂肪性肝炎引起肝硬化日益增加；④胆汁淤积；⑤肝静脉回流受阻：慢性充血性心力衰竭等引起肝脏长期淤血、缺氧；⑥遗传代谢性疾病；⑦工业毒物；⑧自身免疫性肝炎；⑨血吸虫病；⑩隐源性肝硬化：病因仍不明者占5％~10％。

　　（2）临床表现：起病隐匿，病程发展缓慢，可隐伏数年至

10年以上，但少数急性肝炎可在数月后发展为肝硬化。临床上分为代偿期和失代偿期两个阶段：①代偿期肝硬化：可无症状或症状轻微，肝功能检查正常或仅有轻度酶学异常，常在体检中被偶然发现。②失代偿期肝硬化：当出现腹水或并发症时，临床上称为失代偿期肝硬化，临床表现明显，可发生多种并发症。

1）症状：①全身症状：乏力、体重下降、食欲缺乏。②出血倾向：可有牙龈、鼻腔出血，皮肤紫癜，女性月经过多等。③内分泌紊乱：男性乳房发育，女性可发生闭经、不孕。④门静脉高压症状：血小板、白细胞、血红蛋白三系下降，呕血、黑便，腹胀。

2）体征：呈肝病病容，面色黝黑而无光泽；消瘦、肌肉萎缩；皮肤可见蜘蛛痣、肝掌；腹壁静脉曲张；黄疸；腹水；脾脏肿大。

3）并发症：①食管胃底静脉曲张破裂出血：多突然发生呕血、黑便。②感染：自发性细菌性腹膜炎。③肝性脑病：表现为性格行为失常、意识障碍、昏迷。④电解质和酸碱平衡紊乱，包括低钠血症、低钾低氯血症、酸碱平衡紊乱。⑤原发性肝细胞癌。⑥肝肾综合征：是指发生在严重肝病基础上的肾衰竭。

4）辅助检查：①血常规：可有白细胞、红细胞和血小板计数减少。②生化检查：代偿期大多正常或轻度异常，失代偿期普遍异常。③血清肝炎病毒可阳性。④甲胎蛋白（AFP）升高提示并发肝癌。⑤B型超声：诊断肝硬化首选。⑥CT和MRI：可明确肝硬化的诊断，尤其对并发肝癌的诊断价值则高于B超。⑦胃镜检查：可确定有无食管胃底静脉曲张。⑧肝穿刺活组织检查：具确诊价值，适用于代偿期肝硬化的早期诊断。

（3）诊断：肝硬化诊断并不困难，依据下列各点可作出临床诊断：①有病毒性肝炎、长期大量饮酒等可导致肝硬化的有关病史；②有肝功能减退和门静脉高压的临床表现；③血生化指标提示肝功能损害；④B超或CT检查提示肝硬化及内镜检查发现食管胃底静脉曲张。

（4）治疗：本病目前无特效治疗方法，关键在于早期诊断，针对病因给予相应处理，阻止肝硬化发展；后期积极防治并发症，终末期则只能依赖于肝移植。具体防治方法如下。

1）注意休息。

2）饮食调整：禁酒，以高热量、高蛋白和维生素丰富而易消化的食物为原则。

3）抗病毒治疗。

4）腹水的治疗：限制钠和水的摄入，适当使用利尿剂，输注白蛋白。

5）并发症的治疗：①食管胃底静脉曲张破裂出血：死亡率高，应立即去就近医院急救。②门静脉高压症的手术治疗：有各种断流、分流术和脾切除术等，手术预后与慎重选择病例和手术时机密切相关。

1.1.2 酒精性肝病

酒精性肝病是由于长期大量饮酒所致的肝脏疾病。初期通常表现为脂肪肝，进而可发展成酒精性肝炎、酒精性肝纤维化和酒精性肝硬化。本病在欧美等国多见，近年在我国的发病率也有上升。

（1）病因：饮酒后乙醇主要在肝内代谢，乙醇经过乙醇脱氢酶作用成乙醛。再经乙醛脱氢酶（ALDH）作用脱氢转化为乙酸，后者降解为水和二氧化碳。

增加酒精性肝病发生的危险因素有：①饮酒量及时间：一般而言，平均每日摄入乙醇80克达10年以上会发展为酒精性肝硬化，但短期大量饮酒可发生酒精性肝炎；②遗传易感因素：亚裔ALDH的同工酶有异于白种人，其活性较低，饮酒后血中乙醛浓度很快升高而产生各种酒后反应；③性别：女性比男性易患酒精性肝病；④伴有其他肝病。

（2）临床表现：酒精性脂肪肝常无症状，可有乏力、食欲缺乏、右上腹隐痛。酒精性肝炎常发生在近期大量饮酒后，表现为食欲缺乏、乏力、肝区疼痛。酒精性肝硬化发生于长期大量饮酒者，临床表现与其他原因引起的肝硬化相似。生化检查可有血清转氨酶轻度升高。B超检查可见肝脂肪浸润，伴肝大。CT平扫检查可显示肝密度降低。肝穿刺活检是确定酒精性肝病及分期分级的可靠方法。

（3）诊断：饮酒史是诊断酒精性肝病的必备依据。可根据饮酒史、临床表现及有关实验室及其他检查进行分析。必要时肝穿刺活检可确定诊断。

（4）治疗：

1）戒酒是治疗酒精性肝病的关键。

2）营养支持：给予高热量、高蛋白、低脂饮食，并补充多种维生素（如维生素B、维生素C、维生素K及叶酸）。

3）药物治疗：多烯磷脂酰胆碱可减轻肝细胞脂肪变性及其伴随的炎症和纤维化。

4）肝移植：严重酒精性肝硬化患者可考虑肝移植，但要求患者术前戒酒6个月。

（5）预后：酒精性脂肪肝一般预后良好，戒酒后可完全恢复。酒精性肝炎如能及时戒酒和治疗，大多可恢复，主要死亡原因为肝衰竭。若不戒酒，酒精性脂肪肝可直接或经酒精性肝炎阶段发展为酒精性肝硬化。

1.1.3 非酒精性脂肪性肝病

非酒精性脂肪性肝病（NAFLD）是指除外酒精和其他明确的肝损害因素所致的，以肝脂肪变为主要特征的临床综合征，包括单纯性脂肪性肝病及由其演变的脂肪性肝炎和肝硬化。随着肥胖和糖尿病的发病率增加，非酒精性脂肪性肝病现已成为我国中老年人常见的慢性肝病之一。

（1）病因：肥胖、2型糖尿病、高脂血症等单独或共同成为常见病因。NAFLD的发病与代谢综合征密切相关，有人认为本病是代谢综合征的一种表现。代谢综合征是指伴有胰岛素抵抗的一组疾病（肥胖、高血糖、高血脂、高血压、高胰岛素血症等）的聚集。

（2）临床表现：起病隐匿，发病缓慢，常无症状。少数患者可有乏力、肝区隐痛不适等。严重脂肪性肝炎可出现黄疸。肝功能血清转氨酶轻度升高。B超检查是诊断脂肪性肝病的重要手段，准确率达70%~80%。CT平扫肝脏密度普遍降低。肝穿刺活检是确诊NAFLD的主要方法，也是判断预后的好方法。

（3）诊断：对疑有NAFLD的患者，结合临床表现、实验室检查、影像学检查，排除过量饮酒及病毒性肝炎、药物性肝病等可导致脂肪性肝病的特定疾病，即可诊断。

（4）治疗：

1）针对危险因素的治疗：减肥和运动可改善胰岛素抵抗，

是治疗肥胖相关NAFLD的最佳措施。运动要足量、长期坚持。对高脂血症者饮食限制是主要措施。降脂药的使用应慎重，因降血脂药会驱使血脂更集中在肝脏进行代谢，致肝细胞进一步损害。对糖尿病患者应积极控制血糖。

2）药物治疗：目前临床用于治疗NAFLD的药物，疗效不肯定。多烯磷脂酰胆碱副作用少，可试用。

（5）预后：单纯性脂肪性肝病和脂肪性肝炎如积极治疗，可完全恢复。脂肪性肝炎是仅次于酒精和病毒性肝炎导致肝硬化的第三大病因，一旦发展为肝硬化则其预后与病毒性肝炎肝硬化、酒精性肝硬化相似。

1.1.4　肝脓肿

常见的肝脓肿有细菌性和阿米巴性两种。

（1）细菌性肝脓肿：

1）病因：全身细菌性感染，特别是腹腔内感染时，细菌侵入肝，如患者抵抗力弱，可发生肝脓肿。

2）临床表现：起病较急，主要症状是寒战、高热、肝区疼痛和肝大。体温常可高达39~40℃，伴恶心、呕吐、食欲缺乏和乏力。肝区钝痛或胀痛多属持续性，有的可伴右肩牵涉痛，右下胸及肝区叩击痛，肿大的肝有压痛。

实验室检查白细胞计数增高。B超检查可明确其部位和大小，阳性诊断率可达96％以上，为首选的检查方法。必要时可做CT检查。

3）诊断：根据病史、临床表现及B超检查即可诊断本病。必要时可在超声导引下施行诊断性穿刺，抽出脓液即可证实本病。

4）治疗：细菌性肝脓肿是一种严重的疾病，必须早期诊断，积极治疗。治疗方法如下。

◇ 抗生素：早期选用足量、广谱抗生素。

◇ 穿刺引流术：适用于单个较大的脓肿。在B超引导下行穿刺。

◇ 手术切开引流：适用于较大脓肿，估计有穿破可能，以及慢性肝脓肿。

（2）阿米巴性肝脓肿：是肠道阿米巴原虫感染的并发症，绝大多数是单发的。首先应考虑非手术治疗，以抗阿米巴药物（甲硝唑）治疗和必要时反复穿刺吸脓及支持疗法为主，大多数患者可获得良好疗效。手术治疗方法包括如下。

1）经皮肝穿刺置管闭式引流术：适用于病情较重，脓肿较大，或经抗阿米巴治疗，同时行多次穿刺吸脓，而脓腔未见缩小者。

2）切开引流：适用于脓肿伴继发细菌感染，经综合治疗不能控制者。切开排脓后采用持续负压闭式引流。

1.1.5 肝肿瘤

肝肿瘤分良性和恶性两种。良性肿瘤少见。恶性肿瘤常见的是肝癌，它又分为原发性和继发性（即转移性）两种。

（1）原发性肝癌：

1）病因和病理：原发性肝癌的病因和发病机制尚未确定。目前认为与肝硬化、病毒性肝炎、黄曲霉素等某些化学致癌物质和水土因素有关。原发性肝癌传统分为小肝癌（直径<5厘米）和

大肝癌（直径>5厘米）。从病理组织上可分为3类：肝细胞型、胆管细胞型和两者同时出现的混合型。我国绝大多数原发性肝癌是肝细胞癌（91.5％）。

2）临床表现：原发性肝癌早期缺乏典型症状，常见临床表现为：①肝区疼痛：有半数以上患者以此为首发症状，多为持续性钝痛、刺痛或胀痛。②全身和消化道症状：早期常不易引起注意，主要表现为乏力、消瘦、食欲减退、腹胀等。③肝大：为中、晚期肝癌最常见的主要体征。

3）诊断：肝癌出现了典型症状，诊断并不困难，但往往已非早期。采用甲胎蛋白（AFP）检测和B超等现代影像学检查，有助于早期发现。CT、MRI、选择性肝动脉造影等检查可进一步提高诊断准确率。

4）治疗：早期诊断，早期治疗，根据不同病情进行综合治疗，是提高疗效的关键，而早期施行手术切除仍是目前首选的、最有效的治疗方法。治疗方法如下。

◇ 手术治疗：①肝切除：目前仍是治疗肝癌首选的和最有效的方法。总体上，肝癌切除术后5年生存率为30％~40％，微小肝癌切除术后5年生存率可达90％左右，小肝癌为75％左右。任何其他方法都不可能达到这样的治疗效果。②切除术后复发肝癌的再手术治疗：对根治性切除术后患者进行定期随诊，监测AFP和B超等影像学检查，早期发现复发，可施行再次切除。③肝癌破裂出血的患者，可行肝动脉结扎或动脉栓塞术，情况差者或仅作填塞止血。如全身情况较好、病变局限，可行急诊肝叶切除术治疗。④原发性肝癌也是行肝移植手术的指征之一，但远期疗效尚欠理想，主要问题还是肝癌复发。⑤近年来，有经腹腔镜切除位于边缘部位的微小或小肝癌的报告，其实用性及疗效有待进一步观察。

◇ 消融治疗：包括射频、微波、注射无水乙醇及高能超声聚焦疗法等。适用于瘤体较小而又不宜手术切除者，特别是肝切除术后早期肿瘤复发者。它们的优点是安全、简便、创伤小，有些患者可获得较好的治疗效果。

◇ 化学治疗：原则上不作全身化学治疗。对位于半肝内不能切除者，也可行经肝动脉栓塞化学治疗（介入治疗），有一定姑息性治疗效果，部分患者可因此获得手术切除的机会。

5）放射治疗：对一般情况较好，肝功能尚好，癌肿较局限者，可采用放射为主的综合治疗。

随着原发性肝癌早期诊断、早期治疗和肝外科的进展，我国的肝癌手术切除率已大大提高，手术死亡率大大降低，总体疗效显著提高。但总体上讲，肝癌即使获得根治性切除，5年内仍有60%~70%的患者出现转移复发，故肝癌患者治疗后应坚持随诊，术后用AFP检测及超声波检查定期观察，以早期发现转移复发患者。据报道，根治性切除后复发性肝癌再切除术后5年生存率有达53.2%的。

（2）继发性肝癌：又称转移性肝癌。肝是最常见的血行转移器官，尸检证实在各种转移性肿瘤中，转移性肝癌占41%，其中57%来自消化系统的原发肿瘤，尤以结、直肠易发生。

许多发生肝转移的原发癌多同时伴发肝外转移，手术作用有限。但结肠和直肠癌仅有肝转移者，根治性切除术后，有长期存活甚至治愈的可能性，5年生存率为25%~46%。

结、直肠癌肝转移切除后复发，约50%仍局限于肝；二次手术切除后的5年生存率仍可达30%~40%。因此，手术后应定期进行癌胚抗原（CEA）检测和B超等影像学检查，尽早发现病变，力争再次手术治疗的机会。

小肠类癌和胃、胰腺的神经内分泌癌肝转移，容易切除，可长时间缓解症状与存活。

（3）肝良性肿瘤：临床上比较常见的是海绵状血管瘤。肝海绵状血管瘤常见于中年患者，肿瘤生长缓慢。瘤体较小时无任何临床症状，增大后主要表现为肝大引起上腹部不适、腹胀等症状。根据临床表现，B超、CT、MRI等检查，不难诊断。

手术切除是治疗肝海绵状血管瘤最有效的方法。但小的、无症状的肝海绵状血管瘤不需治疗，可每隔6个月定期检查。一般对肿瘤直径>10厘米，或直径为5~10厘米但位于肝缘，有发生外伤性破裂危险，或有明显症状者，则可根据病变范围作手术切除。

1.1.6 肝囊肿

肝囊肿是较常见的肝良性疾病，分为寄生虫性（如肝包虫病）和非寄生虫性肝囊肿。后者又可分为先天性、创伤性、炎症性和肿瘤性囊肿。临床多见的是先天性肝囊肿，又可分为单发性和多发性两种，后者又称多囊肝。

单发性肝囊肿以20~50岁年龄组多见，男女性发生率之比为1:4。多发性肝囊肿以40~60岁女性多见。

先天性肝囊肿生长缓慢，小的囊肿不引起任何症状，多系B超、CT等检查发现。囊肿增大后，则可因压迫邻近脏器而出现食后饱胀、右上腹隐痛不适等症状。体检可能触及右上腹肿块和肝大。

B超是诊断肝囊肿的首选方法，CT检查可明确囊肿的大小、部位、形态和数目。

小的肝囊肿而又无症状者，不需处理；大的而又出现症状者，应予适当治疗。常用的方法为囊肿"开窗术"或"去顶术"，即在剖腹术下或经腹腔镜切除部分囊壁，吸净囊液后使囊腔向腹腔开放。

多发性肝囊肿晚期患者，由于肝组织破坏严重，肝功能受损，可出现腹水、黄疸和门静脉高压症。并发多囊肾者，最终影响肾功能，并可因肾衰竭死亡。

1.2 胆道疾病

1.2.1 胆石病

胆石病包括发生在胆囊和胆管的结石，是常见病和多发病。随着人民生活水平的提高，我国胆石病的发生情况发生了很大的变化，胆囊结石的发病率有上升趋势，与胆管结石的比例从10年前的1.5∶1增至7.36∶1。

胆石可发生在胆管系统的任何部位，胆囊内的结石为胆囊结石，左右肝管汇合部以下的，包括肝总管结石和胆总管结石，为肝外胆管结石，汇合部以上的为肝内胆管结石。

（1）胆囊结石：主要为胆固醇结石。主要见于成年人，发病率在40岁后随年龄增长而增高，女性多于男性。

胆囊结石的成因非常复杂，与多种因素有关。任何影响胆固醇与胆汁酸浓度比例和造成胆汁淤滞的因素都能导致结石形成，如某些地区和种族、女性激素、肥胖、妊娠、高脂肪饮食、长期肠外营养、糖尿病、高脂血症、胃切除或胃肠吻合手术、回肠末段疾病和回肠切除术、肝硬化、溶血性贫血等。在我国，西北地区的胆囊结石发病率相对较高，可能与饮食习惯有关。

1）临床表现：大多数患者可无症状，仅在体检时偶然发现，称为静止性胆囊结石。随着健康检查的普及，无症状胆囊结石的发现明显增多。多数患者仅在进食肥腻食物时感到上腹部或右上腹隐痛，常被误诊为"胃病"。

胆囊结石的典型症状为胆绞痛，是在饱餐、进食油腻食物后或睡眠中体位改变时。疼痛位于右上腹或上腹部，呈阵发性，或者持续疼痛阵发性加剧，可向右肩胛部和背部放射。首次胆绞痛出现后，约70%的患者1年内会再发作。

2）诊断：临床典型的绞痛病史是诊断的重要依据，B超检查诊断胆囊结石的准确率接近100%。

3）治疗：对于有症状的胆囊结石，首选腹腔镜胆囊切除（LC）治疗，与经典的开腹胆囊切除相比同样效果确切，但损伤小。没有腹腔镜条件也可作小切口胆囊切除。无症状的胆囊结石一般不需积极手术治疗，可观察和随诊，但下列情况应考虑行手术治疗：①结石直径>2.5厘米；②并发需要开腹的手术；③伴有胆囊息肉>1厘米；④胆囊壁增厚；⑤胆囊壁钙化或瓷性胆囊；⑥儿童胆囊结石；⑦并发糖尿病；⑧有心肺功能障碍；⑨边远或交通不发达地区、野外工作人员；⑩发现胆囊结石10年以上。

（2）肝外胆管结石：

1）病因：肝外胆管结石分为继发性和原发性结石。继发性结石主要是胆囊结石排入胆管并停留在胆管内。原发性结石多为棕色胆色素结石，形成的诱因有：胆道感染；胆道梗阻，包括胆总管扩张形成的相对梗阻；胆道异物，包括蛔虫残体、虫卵、华支睾吸虫、缝线线结等。

2）临床表现：一般平时无症状或仅有上腹不适，当结石造成胆管梗阻时可出现腹痛或黄疸，如继发胆管炎时，可有较典型的Charcot三联征（腹痛、寒战高热、黄疸）的临床表现。

B超检查能发现结石并明确大小和部位，可作为首选的检查方法。磁共振胆道成像（MRCP）是无损伤的检查方法，可以发现胆管梗阻的部位，有助于诊断。

3）诊断：胆绞痛的患者除了胆囊结石以外，需要考虑肝外胆管结石的可能，主要依靠影像学诊断。并发胆管炎者有典型的Charcot三联征则诊断不难。内镜逆行胰胆管造影（ERCP）或MRCP和CT检查有助于诊断。内镜超声检查（EUS）对鉴别诊断有较大帮助。

4）治疗：肝外胆管结石仍以手术治疗为主。术中应尽量取尽结石、解除胆道梗阻，术后保持胆汁引流通畅。近年对单纯的肝外胆管结石采用经十二指肠内镜取石，获得良好的治疗效果。但需要严格掌握治疗的适应证，对取石过程中行Oddi括约肌切开（EST）的利弊仍有争议。

手术治疗的方法主要有：①胆总管切开取石、"T"管引流术：可采用开腹或腹腔镜手术。为防止结石遗留，术中可采用胆道造影或纤维胆道镜检查。如术中已取尽结石，可一期缝合胆总管。如条件不允许，也可以在胆总管内留置橡胶"T"管，供术后造影或胆道镜检查、取石。②胆肠吻合术：近年已认识到内引流术废弃了Oddi括约肌的功能，因此使用逐渐减少。

（3）肝内胆管结石：

1）病因：肝内胆管结石是我国常见而难治的胆道疾病。肝内胆管结石病因复杂，主要与胆道感染、寄生虫、胆汁停滞、胆管解剖变异、营养不良等有关。

2）临床表现：可多年无症状或仅有上腹和胸背部胀痛不

适。绝大多数患者以急性胆管炎就诊，主要表现为寒战高热和腹痛。体检肝区有压痛和叩击痛。

3）诊断：对反复腹痛、寒战高热者应进行影像学检查。B超检查可显示肝内胆管结石及部位。MRCP能直接观察到胆管内结石负影、胆管狭窄及近端胆管扩张。

4）治疗：主要采用手术治疗，原则为尽可能取净结石、解除胆道狭窄及梗阻、去除结石部位和感染病灶、恢复和建立通畅的胆汁引流、防止结石的复发。手术方法包括：①胆管切开取石：这是最基本的方法，应争取切开狭窄的部位，直视下或通过术中胆道镜取出结石，直至取净。②胆肠吻合术：适应证包括胆管狭窄充分切开后整形、肝内胆管扩张；Oddi括约肌功能丧失，肝内胆管结石伴扩张、无狭窄者；囊性扩张并结石的胆总管或肝总管切除后；为建立皮下空肠盲袢，术后再反复治疗胆管结石及其他胆道病变者。③肝切除术：肝内胆管结石反复并发感染，可引起局部肝萎缩、纤维化和功能丧失。可切除病变部分的肝。

1.2.2 胆道感染

（1）急性胆囊炎：是胆囊管梗阻和细菌感染引起的炎症。约95%以上的患者有胆囊结石，称结石性胆囊炎；5%的患者无胆囊结石，称非结石性胆囊炎。

1）急性结石性胆囊炎：①病因：目前认为急性结石性胆囊炎初期的炎症是由于胆囊结石直接损伤受压部位的黏膜引起，细菌感染是在胆汁淤滞的情况下出现的。②临床表现：女性多见。急性发作主要是上腹部疼痛，疼痛可放射到右肩背部。常有轻度至中度发热。体检右上腹胆囊区域可有压痛，Murphy征阳性。白细胞升高。B超检查对急性胆囊炎的诊断准确率为85%~95%。③诊断和鉴别诊断：典型的临床表现，结合实验室和影像学检查，诊断一般无困难。④治疗：急性结石性胆囊炎最终需采用手术治疗。应争取急性炎症消退后再择期进行手术，手术方法首选腹腔镜胆囊切除术。急性期手术方式力求安全、简单、有效。对年老体弱、合并多个重要脏器疾病者，可行胆囊造口术减压引流，3个月后再行胆囊切除。

2）急性非结石性胆囊炎：

◇ 病因：急性非结石性胆囊炎发生率占急性胆囊炎的5%~10%，胆囊内并无结石存在。病因仍不清楚，致病因素主要是胆汁淤滞和缺血，导致细菌繁殖。

◇ 临床表现：本病多见于男性、老年患者。临床表现与急性胆囊炎相似。腹痛症状常因患者伴有其他严重疾病而被掩盖，易误诊和延误治疗。

◇ 诊断：发病早期做B超检查不易诊断，CT检查有帮助。

◇ 治疗：因本病易坏疽穿孔，一经诊断，应及早手术治疗，可选用胆囊切除或胆囊造口术。

（2）慢性胆囊炎：是胆囊持续的、反复发作的炎症过程，超过90%的患者有胆囊结石。

1）临床表现：常不典型，多数患者有胆绞痛病史。腹部检查可无体征，或仅有右上腹轻度压痛。

2）诊断：有腹痛发作并胆囊结石证据提示慢性胆囊炎的诊断。B超检查作为首选，可显示胆囊壁增厚、胆囊排空障碍或胆囊内结石。

3）治疗：对伴有结石或确诊为本病的无结石者应行胆囊切除。

（3）急性梗阻性化脓性胆管炎：急性化脓性胆管炎是急性胆管炎的严重阶段，也称急性重症胆管炎。

1）病因：在我国最常见的原因是胆管结石，其次为胆道寄生虫和胆管狭窄。近年随着手术及介入治疗的普及，由胆肠吻合口狭窄、ERCP置放内支架等引起者逐渐增多。

2）临床表现：多数患者有较长胆道感染病史和急诊或择期胆道手术史。本病除有急性胆管炎的Charcot三联征外，还有休克、中枢神经系统受抑制表现，称为Reynolds五联征。发病急骤，病情迅速发展，短时间内可出现神志不清，甚至昏迷、休克，威胁生命。白细胞计数升高，肝功能损害。B超能及时了解胆道梗阻部位、肝内外胆管扩张情况及病变性质。如病情稳定，可行CT或MRCP检查。

3）治疗：原则是立即解除胆道梗阻并引流。包括:①胆总管切开减压、"T"管引流，效果确切。②鼻胆管引流，创伤小，能有效减压。

1.2.3　胆道蛔虫病

（1）临床表现：特点是剧烈的腹痛与较轻的腹部体征不相称，所谓"症征不符"。常突发剑突下阵发性钻顶样剧烈绞痛，痛时辗转不安、呻吟不止、大汗淋漓，可伴有恶心、呕吐或吐出蛔虫。腹痛可突然缓解，间歇期可全无症状。B超检查多能确诊，可显示胆道内有蛔虫影。

（2）诊断：根据症状、体征和B超检查，诊断一般不困难。

（3）治疗：以非手术治疗为主，仅在出现并发症才考虑手术治疗。

1.2.4 胆道肿瘤

（1）胆囊息肉样病变：泛指向胆囊腔内突出或隆起的病变，多为良胜。病理上可分为：①肿瘤性息肉，包括腺瘤和腺癌；②非肿瘤性息肉，如胆固醇息肉、炎性息肉、腺肌增生等。由于胆囊息肉术前难以确诊性质，故笼统称为"胆囊息肉样病变"。

本病大部分是在B超检查时发现，无症状。少数患者可有右上腹疼痛。诊断主要依靠B超，但难以区分是良、恶性。

患非肿瘤性息肉且有明显症状的患者宜行手术治疗。无症状的胆囊息肉出现以下情况视为恶性病变的危险因素，也应手术治疗：①直径超过1厘米；②年龄超过50岁；③单发病变；④息肉逐渐增大；⑤并发胆囊结石。

胆囊腺瘤多见于中老年女性。可单发或多发，直径0.5~2.0厘米，甚至可充满胆囊。胆囊腺瘤被认为是胆囊癌的癌前病变，一旦确诊应手术切除。

（2）胆囊癌：是胆道最常见的恶性病变，90%的患者发病年龄超过50岁，平均59.6岁，女性发病为男性的3~4倍，国内统计约占肝外胆道癌的25%。

1）病因：无明确病因，但是流行病学显示，70%的病例与胆结石存在有关，从胆囊结石形成至发生胆囊癌可长达10~15年。胆囊癌并发胆囊结石的病例是无结石的13.7倍，直径3厘米的结石发病率是1厘米的10倍。此外，可能的致癌因素还有：①多年以前的胆囊空肠吻合；②完全钙化的"瓷化"胆囊；③胆囊腺瘤；④胆胰管结合部异常；⑤溃疡性结肠炎等。

胆囊癌的预后与分期有关，临床常采用Nevin分期：① I期：黏膜内原位癌；② II期：侵犯黏膜和肌层；③ III期：侵犯胆囊壁全层；④Ⅳ期：侵犯胆囊壁全层及周围淋巴结；⑤Ⅴ期：侵犯或转移至肝及其他脏器。

2）临床表现：根据病变的部位和深度可有不同的症状。早期无特异性症状。当肿瘤侵犯至浆膜或胆囊床，则出现右上腹痛，常伴有腹胀、体重减轻或消瘦，甚至出现黄疸、腹水。可触及肿大的胆囊。

3）诊断：①实验室检查：CEA、胰腺、肠癌相关抗原（CA19-9）升高，其中以CA19-9较为敏感，但无特异性。②B超、CT检查对胆囊癌的诊断率为75%~88%，均可显示胆囊壁增厚不均匀，腔内肿物。③增强CT或MRI能较清楚显示胆囊肿块，且可见比较丰富的血供。

4）治疗：首选手术切除，化疗或放疗效果均不理想。应根据病变的程度选择手术方法。

◇ 单纯胆囊切除术：适用于NevinⅠ期病变。这些病变一般因胆囊结石行胆囊切除后病理检查意外发现的胆囊癌。

◇ 胆囊癌根治性切除术：适用于NevinⅡ、Ⅲ期病变。切除范围除胆囊外，还包括距胆囊床2厘米以内的肝脏及胆囊引流区域的淋巴组织。

◇ 胆囊癌扩大根治术：对NevinⅢ、Ⅳ期病变，切除范围还包括右半肝、胰十二指肠、肝动脉和（或）门静脉，但手术创伤大。

◇ 姑息性手术：适用于晚期胆囊癌引起的并发症，如梗阻性黄疸、十二指肠梗阻等，以缓解症状。

（3）胆管癌：是指发生于肝外胆管，即左、右肝管至胆总管下端的恶性肿瘤。

1）病因：仍不明，多发于50~70岁，男女性比例约为1.4:1。本病可能与下列因素有关：①肝胆管结石；②原发性硬化性胆管炎；③先天性胆管囊性扩张症；④肝吸虫感染；⑤慢性伤寒带菌者；⑥溃疡性结肠炎等。

根据肿瘤生长的部位，胆管癌分为上段、中段、下段胆管癌。上段胆管癌又称肝门部胆管癌，位于左右肝管至胆囊管开口以上部位，占50%~75%；中段胆管癌位于胆囊管开口至十二指肠上缘，占10%~25%；下段胆管癌位于十二指肠上缘至十二指肠乳头，占10%~20%。不同部位的胆管癌治疗方法有较大的差异。

2）临床表现和诊断：①黄疸：90%~98%患者出现，逐渐加深，大便灰白。②胆囊肿大：见于中下段胆管癌，上段胆管癌胆囊无肿大。③肝大：肋缘下可触及肝脏。④胆道感染：出现典型的胆管炎表现:右上腹疼痛、寒战高热、黄疸。⑤实验室检查：血清胆红素升高，凝血酶原时间延长，肿瘤标记物CA19-9升高。⑥影像学检查：首选B超检查，可见肝内胆管扩张及胆管肿物；ERCP仅对下段胆管癌诊断有帮助，或术前放置内支架引流用；CT、MRI能显示胆道梗阻的部位、病变性质等。

3）治疗：胆管癌化疗和放疗效果不肯定，主要采取手术治疗，各个部位的切除手术方法不尽相同。

◇ 胆管癌切除手术：应争取作根治性切除，即使姑息性切除也比单纯引流疗效好。

◇ 减黄手术：为解除胆道梗阻，可行肝管空肠吻合术。

◇ 胃空肠吻合术：胆管癌可侵犯或压迫十二指肠，造成消化道梗阻，可行胃空肠吻合术恢复消化道通畅。

◇ 非手术胆道引流：经皮肝穿刺胆道造影并引流（PTCD）或放置内支架、经内镜鼻胆管引流或放置内支架，均可达到引流胆道的目的。

1.3 胰腺疾病

1.3.1 胰腺炎

（1）急性胰腺炎：是一种常见的急腹症。按病理分类可分为水肿性和出血坏死性。

1）危险因素：急性胰腺炎有多种致病危险因素，在我国以胆道疾病为主，占50%以上，称胆源性胰腺炎。其他因素还包括创伤、血液循环障碍、饮食不当、感染、药物、高脂血症、高血钙、妊娠、遗传等。

2）临床表现：由于病变程度不同，患者的临床表现也有很大差异。主要包括：①腹痛：是本病的主要症状。常于饱餐和饮酒后突然发作，腹痛剧烈，多位于左上腹，向左肩及左腰背部放射。②腹胀：与腹痛同时存在。③恶心、呕吐：该症状早期即可出现，常与腹痛伴发。④腹膜炎体征：轻症胰腺炎时压痛多只限于上腹部，常无明显肌紧张。重症胰腺炎压痛明显，并有肌紧张和反跳痛，范围较广或延及全腹。

3）诊断：血清、尿淀粉酶测定明显升高是最常用的诊断方法。淀粉酶值越高，诊断准确率也越大，但升高的幅度和病变严重程度不成正相关。

◇ 影像学诊断：①腹部B超：是首选的影像学诊断方法，可发现胰腺肿大和胰周液体积聚。②增强CT扫描、MRI：不仅能诊断急性胰腺炎，而且能观察胰腺有无坏死及胰腺周围积液。此外，对其并发症，如胰腺脓肿和假性囊肿等也有诊断价值。

◇ 临床分型：①轻型急性胰腺炎：多为水肿性胰腺炎，主要表现为上腹痛、恶心、呕吐；腹膜炎限于上腹，体征轻；血、尿淀粉酶增高；经及时的液体治疗短期内可好转。②重症急性胰腺炎：多为出血坏死性胰腺炎，除上述症状外，伴脏器功能障碍或出现局部并发症，死亡率高。早期合并多器官功能障碍的特重型胰腺炎称暴发性胰腺炎，死亡率很高。③急性胰腺炎的局部并发症：包括胰腺坏死、胰腺脓肿、急性胰腺假性囊肿及胃肠道瘘。

4）治疗：应根据急性胰腺炎的分型、分期和病因选择恰当的治疗方法。

◇ 非手术治疗包括：①禁食、胃肠减压、静脉补液营养支持。②对重症患者应进行重症监护。③抑制胰腺分泌：生长抑素一般用于病情比较严重的患者。

◇ 手术治疗：适用于出现感染的重症胰腺炎、胆源性胰腺炎、出现局部并发症。包括：①最常用的术式是坏死组织清除加引流术。②胆源性胰腺炎的处理:伴有胆总管下端梗阻或胆道感染的胰腺炎宜早期（72小时内）手术，取出结石，解除梗阻。

（2）慢性胰腺炎：是各种原因所致的胰实质和胰管的不可逆慢性炎症，其特征是反复发作的上腹部疼痛伴不同程度的胰腺内、外分泌功能减退或丧失。

1）病因：主要病因是长期酗酒和胆道疾病。此外，高钙血症、高脂血症、营养不良、血管因素、遗传因素、先天性胰腺分离畸形及急性胰腺炎造成的胰管狭窄等均与本病的发生有关。

2）临床表现：腹痛、体重下降、糖尿病和脂肪泻为慢性胰腺炎的四联征。少数患者可出现黄疸。

3）诊断:依据典型临床表现,应考虑本病的可能。B超与CT扫描可见胰实质钙化,结节状,密度不均,胰管扩张或囊肿形成等。

4）治疗：

◇ 非手术治疗：①病因治疗：治疗胆道疾病、戒酒；②镇痛；③饮食疗法：少食多餐，高蛋白、高维生素、低脂饮食，按糖尿病的防治要求控制糖类的摄入；④补充胰酶；⑤控制糖尿病。

◇ 手术治疗：目的主要在于减轻疼痛，延缓疾病的进展，不能根治。主要包括：①纠正原发疾病：若并存胆石症应行手术取出胆石，去除病因。②胰管引流术：经十二指肠行Oddi括约肌切开术，也可经ERCP行此手术；胰管空肠侧侧吻合术。③胰腺切除术：有严重胰腺纤维化而无胰管扩张者可根据病变范围选用胰腺切除术。

此外，对顽固性剧烈疼痛，可施行内脏神经切断术或用无水乙醇等药物注射于内脏神经节周围，以控制疼痛。

1.3.2　胰腺假性囊肿

胰腺炎的并发症，也可由外伤引起。其形成是由于胰管破裂，胰液流出积聚在网膜囊内，刺激周围组织及器官的浆膜形成纤维包膜，囊内壁无上皮细胞，故称为假性囊肿。

1）临床表现和诊断：多继发于胰腺炎或上腹部外伤后，上腹逐渐膨隆、腹胀。有时在上腹部可触及有囊性感的肿物。B超检查可确定囊肿的部位和大小，CT检查可确定囊肿的部位和大小及与胰腺的关系。

2）治疗：手术治疗指征为：持续腹痛不能忍受；囊肿增大（>6厘米）出现压迫症状；并发感染或出血等。常用手术方法有内引流术和外引流术。

1.3.3　胰腺癌和壶腹周围癌

（1）胰腺癌：是一种较常见的恶性肿瘤，其发病率有明显增高的趋势。40岁以上好发，男性比女性多见。90％的患者在诊断后1年内死亡，5年生存率仅为1％~3％。

胰腺癌分为胰头癌和胰体尾部癌。近年研究证明，胰腺癌存在染色体异常。吸烟是胰腺癌的主要危险因素。

胰头癌占胰腺癌的70％~80％，常见淋巴结转移和癌浸润。本病早期诊断困难，手术切除率低，预后很差。

1）临床表现：①上腹疼痛：是常见的首发症状。②黄疸：是最主要的临床表现，但多数患者出现黄疸时已属中晚期。③消瘦和乏力。④消化道症状：如食欲缺乏、腹胀、消化不良、腹泻或便秘。

2）诊断：主要依据临床表现和影像学检查。

◇ 实验室检查：大多数胰腺癌病例血清CA19-9可升高。

◇ 影像学检查：影像学诊断技术是胰头癌定位和定性诊断的重要手段。

◇ B超可显示肝内、外胆管扩张，胰头部占位病变。内镜超声优于普通B超。

◇ 增强CT扫描可获得优于B超的效果，对判定肿瘤可切除性也具有重要意义。

◇ MRCP能显示胰、胆管梗阻的部位、扩张程度，具有无创性、定位准确、无并发症等优点。

◇ ERCP可显示胆管和胰管近壶腹侧影像或肿瘤以远的胆、胰管扩张的影像。也可在ERCP的同时在胆管内置入内支撑管，达到术前减轻黄疸的目的。

3）治疗：

◇ 手术切除是胰头癌有效的治疗方法。尚无远处转移的胰头癌，均应争取手术切除以延长生存时间和改善生存质量。手术方式为胰头、十二指肠切除术，但5年生存率仅为5%。

◇ 姑息性手术：适用于高龄、已有肝转移、肿瘤已不能切除或并发明显心肺功能障碍不能耐受较大手术的患者，包括用胆肠吻合术解除胆道梗阻、用胃空肠吻合术解除十二指肠梗阻。

（2）壶腹周围癌：主要包括壶腹癌、胆总管下端癌和十二指肠腺癌。壶腹周围癌的恶性程度明显低于胰头癌，手术切除率和5年生存率都明显高于胰头癌。

1）临床症状：黄疸、消瘦和腹痛，与胰头癌的临床表现易于混淆。

2）诊断：术前诊断包括实验室检查及影像学检查方法，与胰头癌基本相同。壶腹周围癌3种类型之间也不易鉴别，ERCP在诊断和鉴别诊断上有重要价值。

3）治疗：应行胰头、十二指肠切除术，远期效果较好，5年生存率可达40%~60%。

1.3.4 胰腺内分泌瘤

胰腺内分泌瘤来自于胰岛。胰岛由多种功能不同的细胞组成，根据其产生的主要激素而得名。血清激素水平正常又无临床症状的肿瘤称为无功能性胰腺内分泌瘤。

所有胰腺内分泌瘤在光镜下的表现相似，常规组织学检查难于鉴别。临床上根据有无局部浸润，有无区域淋巴结、肝或远处转移而确定其是否为恶性。

（1）胰岛素瘤：是来源于胰岛B细胞的一种罕见肿瘤，但在胰腺内分泌瘤中却最常见。约95%为良性。男女性比例约为2:1。单发肿瘤约占92%。

1）临床表现：其临床表现系由肿瘤释放过量的胰岛素所致，典型症状为清晨自发性低血糖，给予葡萄糖后症状缓解。

2）诊断：主要依靠临床表现、实验室和影像学检查。

◇ 实验室检查：①反复测定空腹血糖可低至2.2摩尔/升以下。②葡萄糖耐量试验可呈低平曲线。

◇ 影像学检查：B超、增强CT扫描、MRI等均有助于诊断和定位。

3）治疗：胰岛素瘤一经确诊应行手术切除。术中应监测血糖。注意多发，防止遗漏。

（2）胃泌素瘤：来源于G细胞，在胰腺内分泌瘤中发病率仅次于胰岛素瘤。60%~70%为恶性，常伴有淋巴结或肝转移。

1）临床表现：主要表现为消化性溃疡的症状和腹泻。

2）诊断：主要依据临床表现和实验室检查。

◇ 实验室检查：胃泌素水平测定：当空腹血清胃泌素超过1 000皮克/毫升（正常值100~200皮克/毫升）可确定诊断。

◇ 定位诊断：术前内镜超声诊断、术中B超定位等方法均有助于肿瘤的定位诊断。

3）治疗：一要控制胃酸的高分泌；二要切除胃泌素瘤。

1.4 脾脏疾病

1.4.1 脾切除的适应证及其疗效

脾切除的主要适应证为外伤性脾破裂、门静脉高压症脾功能亢进，其次为脾原发性疾病及占位性病变，以及造血系统疾病等。

（1）外伤性脾破裂：各种原因引起脾破裂，均可引起致命的大出血，须立即行脾切除术止血，挽救生命。随着对脾功能认识的深入，在坚持"抢救性命第一，保留脾第二"的原则下，尽量保留脾脏已成为外科界共识。对于以下情况，应行全脾切除术：①脾门部血管撕裂；②脾脏中心部碎裂；③多发伤全身情况差；④老年人；⑤原有病理性脾大；⑥延迟性脾破裂。

（2）充血性脾大：充血性脾大多见于门静脉高压症，常伴有继发性脾功能亢进，是脾切除的适应证。

（3）脾原发性疾病及占位性病变：

1）游走脾：又称异位脾。多为脾蒂和韧带先天性过长或缺失，脾沿左腹侧向下移动可至盆腔。约20%的游走脾并发脾蒂扭转，使脾充血肿大，以致急性坏死，需急症手术。

2）脾囊肿：囊肿较大伴有症状或寄生虫性囊肿应选择脾切除术。

3）脾肿瘤：原发性肿瘤少见，均需脾切除。恶性肿瘤多为肉瘤。肉瘤发展迅速，如未扩散，首选脾切除加放射治疗或化学疗法。

4）脾脓肿：多为全身感染疾病的并发症。脾切除可有效去除病灶。

（4）造血系统疾病：

1）遗传性球形红细胞增多症。

2）遗传性椭圆形红细胞增多症：脾切除对消除贫血和黄疸有效。

3）丙酮酸激酶缺乏：脾切除虽不能纠正贫血，但有助于减少输血量。

4）珠蛋白生成障碍性贫血：又称地中海贫血，脾切除一般适用于贫血严重需长期反复输血，或巨脾并有脾功能亢进的重症患者。

5）自体免疫性溶血性贫血：如激素治疗无效，或须长期应用较大剂量激素才能控制溶血时，可施行脾切除。其对温抗体型自体免疫性溶血性贫血，约50％患者可获得较好疗效。

6）免疫性血小板减少性紫癜：脾切除适用于经激素治疗6个月以上无效；或治疗后缓解期较短，仍多次反复发作者。脾切除后约80％患者获得满意效果，出血迅速停止，血小板计数在几天内即迅速上升。

7）慢性粒细胞白血病：脾切除对有明显脾功能亢进，尤其是伴有血小板减少者能缓解病情。

8）慢性淋巴细胞白血病：对并发进行性血小板减少或溶血性贫血，同时脾大显著，而采用激素治疗效果不明显者，可行脾切除术。

9）多毛细胞白血病：对全血细胞减少、反复出血或感染及巨脾，脾切除可使血象迅速改善，生存期延长。

10）霍奇金病：诊断性剖腹探查及脾切除可帮助确定霍奇金病分期和治疗方案。

1.4.2 脾切除术后常见并发症

除了一般腹部手术后并发症外，尤需注意下列并发症：①腹腔内大出血；②膈下感染；③血栓形成性并发症；④脾切除术后凶险性感染（OPSI）。

2

老年人肝胆胰脾疾病知识100问

2.1 肝脏衰老的进程能延缓吗

人衰老不只表现在外部体态容貌上，身体各内脏器官都会发生变化，其中肝脏改变亦很明显。首先肝血流量减少。60岁时的肝内血流量比20岁时减少40%~50%。其次，肝细胞数量和肝脏重量也有明显下降。人在60岁后，肝细胞数量随年龄增长而锐减，肝脏趋向硬变，重量明显下降，90岁老年人肝脏的重量只有30岁青年人的1/2。此外，肝脏的再生能力也随年龄增长而下降。

肝脏的功能同样随年龄发生相应改变。肝脏是我们体内的化工厂，负责代谢糖、脂肪、蛋白质三大营养物质，以及储存能量、分解毒素、参与消化和免疫工作。肝脏衰老了，肝细胞内有害蛋白质不断积聚，使许多酶功能出现紊乱，对药物的代谢能力降低，肝功能就会下降。

英国《自然·医学》杂志曾报道，通过阻止大鼠肝脏细胞内有害蛋白质积聚可成功延缓肝脏的衰老过程。这一成果对治疗老年人肝脏疾病，甚至实现人类长寿梦想有重要意义。研究人员通过对22~26个月大的基因改良大鼠实验后发现，这些相当于人类80岁的"老大鼠"的肝脏被通过遗传操作"修整"之后重新"焕发青春"，肝脏净化血液的能力与年龄只有它们1/4的"小大鼠"相当。该研究显示通过基因改良能维持一个干净的肝脏，同时也证明，如果能保持细胞干净，它们就可以更好地工作。

不过，目前应用在大鼠身上的基因改良方法并不适合在人类身上使用，临床还有很长的路要走。在这段也许很漫长的时间里，人们还可以通过什么方法延缓衰老呢？研究表明，同样的"细胞清洁"其实也可以通过调节饮食来完成。

研究人员发现，控制热量摄入可以使肝脏自噬作用保持一个良好的水平。控制哺乳动物的热量摄入量，能够延长它们的寿命。因此，人们可以通过控制饮食而不是药物来维持身体的健康状况。

2.2 老年人常见肝脏疾病有哪些

（1）各种病原体感染：老年人抵抗力下降，各种病原体易侵入肝脏，包括病毒、细菌、寄生虫等感染。如最常见的病毒性肝炎，还有细菌感染引起的肝脓肿、肝结核，寄生虫感染引起的肝吸虫病、阿米巴肝脓肿等。

（2）肝脏占位性疾病：所谓占位，就是指不正常的或非肝脏组织在正常肝脏组织内占据了一定的位置，并可能在其中生长、扩大，大多数可引起肝脏或全身损害。例如，各种肿瘤、肝囊肿、肝脓肿、肝包虫病、肝内胆管结石等。

（3）代谢障碍引起的肝脏疾病：最常见的，也是大家最熟悉的是脂肪肝。

（4）酒精性肝病：顾名思义，这是由于过度饮酒引起的以肝细胞损害为主的肝病，严重的可发展为肝硬化。

（5）药物及其他原因引起的中毒性肝病。

（6）自身免疫性肝病：例如，自身免疫性肝炎、原发性胆汁性肝硬化、硬化性胆管炎及自身免疫性胆管炎等。

（7）肝硬化：它是各种原因长期损害肝脏后，肝脏病的晚期表现。例如，患肝炎后肝硬化、血吸虫病后肝硬化、酒精性肝硬化、淤血性肝硬化（多见于慢性心力衰竭）、原发性胆汁性肝硬化等。

2.3 肝炎病毒有多少种

病毒性肝炎是由几种不同的嗜肝病毒（肝炎病毒）引起的以肝脏炎症和坏死病变为主的一组感染性疾病，具有传染性较强、传播途径复杂、流行面广、发病率高等特点。目前已确定的有甲型（HAV）、乙型（HBV）、丙型（HCV）、丁型（HDV）及戊型（HEV）肝炎5种类型，其中甲型和戊型病毒性肝炎主要表现为急性肝炎，乙型、丙型、丁型病毒性肝炎可以呈急性肝炎或慢性肝炎的表现，并有发展为肝硬化和肝细胞癌的可能，对人体健康危害甚大。

在临床上，一些非嗜肝病毒，如巨细胞病毒、EB病毒等感染虽然也可引起肝损伤，但不属于病毒性肝炎；曾被热议的庚型肝炎病毒（HGV）及经血传播病毒（TTV）的致病性尚有争议，现在认为不属于嗜肝病毒。

病毒性肝炎是在世界范围内流行的疾病，病理上以肝细胞变性、坏死、炎症反应为特点，临床以恶心、呕吐、厌油、乏力、食欲减退、肝大、肝功能异常为主要表现，部分患者可出现黄疸，亦可以表现为无症状感染或自限性隐性感染，有些患者还可表现为慢性肝炎或肝衰竭。

2.4 肝炎病毒的常见传播途径有哪些

不同类型的病毒性肝炎传播途径不尽相同。

（1）甲型病毒性肝炎及戊型病毒性肝炎主要通过消化道（粪-口途径）传播，病毒通过污染食物（和）或水源而引起大范围的流行。1988年，受病毒污染的毛蚶在上海引起中华人民共和国成立以来最大一次甲型肝炎流行；由于水源的污染，1986年9月至1988年4月中国新疆南部暴发戊型肝炎流行。

（2）乙型、丙型及丁型病毒性肝炎通过血液、体液途径及母婴垂直传播。2006年统计数据显示我国1~59岁人群乙型肝炎表面抗原（HBsAg）携带率为7.18％，属于中流行地区。随着乙型肝炎计划免疫的实施，母婴传播率已明显下降，5岁以下儿童的HBsAg携带率仅为0.96％。我国一般人群丙型肝炎病毒抗体检出率为3.2％，通过输血或血制品传播，但近年来通过静脉吸毒引起的传播已受到高度重视。丁型肝炎是在乙型肝炎的基础上才会发生的，我国HBsAg阳性人群中丁型肝炎病毒抗体阳性率约为2％。

2.5 带血的毛蚶能吃吗

食用毛蚶是否一定会引起甲型肝炎呢？要回答这一问题，需要厘清甲型肝炎病毒（HAV）的流行病学特点。

（1）病毒特点：HAV抵抗力较强，在60℃ 1小时的环境下仅能部分灭活。在干燥粪便中25℃能存活30天，在贝壳类动物、污水、淡水、海水、泥土中能存活数月。这种稳定性对HAV通过水和食物传播十分有利。但煮沸5分钟可灭活HAV。

HAV主要通过粪-口途径传播。HAV随患者粪便排出体外，通过污染水源、食物、海产品（如毛蚶等）、食具等可造成散发性流行或大流行。

（2）易感人群：首次接触时人对HAV普遍易感，但绝大多数为亚临床型（无症状）感染。一旦体内产生HAV抗体后，可获得终身免疫力。亚洲大部（包括中国内地）属于甲型肝炎高度流行地区，大部分儿童10岁以前已感染过HAV，40岁以上成人中

80%为HAV抗体阳性。随着年龄的增长，血清抗HAV抗体阳性率进一步增加，易感性亦随之下降。换言之，对于绝大部分老年人，体内已产生HAV抗体，对HAV具有免疫力。

因此，对于广大老年朋友们，看到餐桌上的毛蚶，大可不必恐慌，因为我们体内已有HAV抗体。当然毛蚶内可能还带有其他细菌，因此对抵抗力较弱的人群，如能煮熟后食用，则更安全。

加强粪便管理，保护水源，减少海产品养殖地的污染是减少我国HAV流行的重要措施。对于HAV抗体阴性人群，只需注射一次国产的甲型肝炎活疫苗即可获得持久免疫力。

2.6 日常生活中与慢性肝炎患者接触会传染肝炎吗

肝炎中，甲型、戊型肝炎通过消化道传播，是一种急性肝炎，基本不会慢性化。

引起慢性肝损害的病毒性肝炎主要是乙型、丙型肝炎。在日常工作或生活中与慢性肝炎患者接触，如在同一办公室工作（包括共用计算机等办公用品）、握手、拥抱、同住一宿舍、共同用餐、共用厕所等无血液暴露的接触不会传播乙型肝炎和丙型肝炎。因此，HBsAg阳性者或慢性肝炎患者首先要清楚疾病的传播方式，不要产生自卑心理，把自己孤立于家人、朋友之外。其次也要教育周围的人具备正确的医学常识，不对慢性乙型肝炎、慢性丙型肝炎患者产生歧视态度。大量事实证明，夫妻双方中一方有慢性乙型肝炎或慢性丙型肝炎，而另一方与之共同生活几十年都没有被传染上。只要有科学的防护手段，避免血液暴露，是不会被传染的。这也是卫生部出台关于入职、入学体检时不允许查乙型肝炎相关指标的科学依据。

2.7　蚊子会传播乙型肝炎病毒吗

答案是不会。

首先，HBV具有严格的种属特异性。也就是说HBV主要侵犯人类和其他灵长类动物。到目前为止，只有人类、黑猩猩、长臂猿、狒狒对HBV易感，其他动物不会感染HBV。虽然吸血昆虫体内可能查到HBV的踪迹，但只是短暂"寄居"而已，不会在它们体内复制和增殖。人们常接触的动物，如鸡、马、牛、羊、猪、狗等都不能传播HBV。

其次，没有任何证据表明HBV可以通过昆虫传播。对昆虫吸血行为的研究发现，昆虫叮咬人体时，并不会将自己的血液或前一次吸入的血液注入人体内。相反，它注入的是它的唾液，这些唾液起到润滑剂的作用，使吸血变得更顺畅。HBV在昆虫体内只能存活很短的一段时间。而且，与那些可以通过蚊虫叮咬传播的病原微生物不同，HBV不能在昆虫体内复制（因此也就不能在昆虫体内存活）。因此，即使病毒进入蚊子等昆虫体内，昆虫也不会受到感染，同时也不会将HBV传染给被它叮咬的人。

最后，同样无需担心蚊虫螫人后嘴角残留的血液会传播HBV。昆虫学家发现，昆虫口器表面仅能存留极微量血液，而且正常情况下，蚊虫吸血后并不会马上寻找第二个猎物。相反，它们需要休息以消化刚吸入的血液。

2.8　乙型肝炎病毒仅存在于肝细胞内吗

众所周知，HBV有明显的嗜肝性。HBV侵入人体后专门进攻肝脏，这与肝细胞表面存在能与HBV结合的受体有关。进入肝细胞后，HBV在肝细胞内不断复制，成熟的HBV被释放出肝细胞，又侵入别的健康的肝细胞，这样不断复制、不断侵袭，最终诱发了肝细胞的免疫损伤。

虽然HBV有嗜肝性，但它还有一定的"泛嗜性"，就是HBV偶尔也会侵犯肝脏以外的器官和组织，如胆管上皮细胞、肾小管细胞、胰腺细胞、胃黏膜细胞、血液中的单核细胞等。因此，HBV有时也可以引起上述部位的疾病，如HBV相关性糖尿病、HBV相关性肾炎、HBV相关性胃病、HBV相关性血液病等。但是这些"泛嗜性"侵害并不是必然发生的，大多数感染HBV的人不发生"泛嗜性"损害，所以说它是轻度泛嗜性，HBV主要还是侵犯肝脏。

由于以上原因，因乙型肝炎所致肝硬化而行肝移植的患者，术后仍需坚持抗HBV治疗，以防肝外组织中存在的少量HBV再感染移植的新肝。

2.9 乙型肝炎病毒有哪些特点

（1）具有顽强的抵抗力：对热、低温、干燥、紫外线及一般浓度的化学消毒剂都能耐受；在零下20℃可存活20年，37℃可存活7天，55℃能存活6小时；乙醇、碘酒等对它不起作用。但是，加热到100℃10分钟可使其失去活性，对0.5%过氧乙酸、3%漂白粉、0.2%苯扎溴铵（新洁尔灭）敏感。

（2）嗜肝性：HBV一旦入侵人体，就要侵袭肝脏，并在那里定居繁衍后代，这就是它们的嗜肝性。

（3）轻度泛嗜性：就是指非肝脏组织，它也侵袭。

（4）严格的种属特性：到目前为止，只有人、黑猩猩、长臂猿、狒狒对HBV易于感染。

（5）感染的慢性化：HBV感染有明显慢性化倾向，特别是胎儿期及幼儿期感染，多为慢性化过程。长期携带HBV，体内呈免疫耐受状态，不能将病毒清除，这个过程可长达10~30年或更久，这类人群是重要的传染源。

（6）基因变异性：HBV是极度易变异的病毒之一，它的4个基因组（S、C、P、X）均可变异。变异是病毒的特性，但往往给诊断和治疗带来困难。

（7）致癌性：现在已经肯定，HBV是肝癌的重要病因，80%~90%的肝癌患者有乙型肝炎病史。有人研究发现，有20年HBV感染史者，有5%~10%发生癌变。癌变的原因是HBV的X基因整合到肝细胞基因上，发生突变，导致肝癌。

2.10 如何解读乙型肝炎5项指标的临床意义

20世纪50年代末，布林·伯格博士为了研究具有遗传变异性的血液蛋白成分，开始从世界各地收集血液样本。经过几年的努力，他终于确定了最先在澳大利亚土著人血液中发现的抗原性物质为HBsAg，即澳抗。此后更多研究相继发现了抗HBs（乙型肝炎病毒表面抗体）、HBeAg（乙型肝炎病毒e抗原）、抗HBe（乙型肝炎病毒e抗体）、抗HBc（乙型肝炎病毒核心抗体）。拿到乙型肝炎5项报告单后，可对照表1了解临床意义。

表1　乙型肝炎三系临床意义

序列	HBsAg	抗HBs	HBeAg	抗HBe	抗HBc	临床意义
1	—	—	—	—	—	过去和现在均未感染HBV
2	—	—	—	—	+	曾感染HBV，急性感染恢复期
3	—	—	—	+	+	过去和现在均已感染过HBV
4	—	+	—	—	—	已预防注射疫苗
5	—	+	—	+	+	既往感染；急性HBV感染恢复期
6	—	+	—	—	+	既往感染；急性HBV感染已恢复
7	+	—	—	—	+	急性HBV感染；慢性HBsAg携带者
8	+	—	—	+	+	急性HBV感染趋向恢复；慢性HBsAg携带者，传染性弱
9	+	—	+	—	+	急性或慢性乙型肝炎，传染性极强
10	+	—	—	—	—	急性HBV感染早期，HBsAg携带者
11	+	—	+	—	—	急性HBV感染早期，传染性强
12	—	—	+	+	+	急性感染中期
13	+	—	+	+	+	急性感染趋向恢复；慢性携带者
14	+	—	—	+	—	急性感染趋向恢复
15	—	—	—	+	—	急性感染趋向恢复
16	—	+	—	+	—	HBV感染已恢复

2.11　"小三阳"是否一定比"大三阳"好

许多乙型肝炎患者，甚至非肝病专科的医务人员在认识上都普遍存在一种误区，那就是认为"小三阳"好而"大三阳"不好，这完全是一种错误的想法。

所谓"大、小三阳"指的是乙型肝炎免疫指标中e抗原阳性还是e抗原阴性，阳性者为"大三阳"，阴性者为"小三阳"。它只反映机体的乙型肝炎免疫标志物状态，并不代表病情轻重或传染性大小。病情轻重要看肝脏功能各项指标及肝脏影像、病理等指标，传染性大小要看血中病毒载量。因此，"大三阳"患者中有许多携带者暂时不需要治疗，但应定期复查；而小三阳患者也应具体情况具体分析，首先明确病毒是否阳性，肝功能是否正常，肝脏影像检查是否有肝纤维化，甚至肝硬化征象。如果肝功能异常，脱氧核糖核酸（DNA）阳性的"小三阳"是需要积极治疗的，千万不能因自己是"小三阳"而耽误治疗。无论是"大三阳"还是"小三阳"，都存在慢性乙型肝炎携带者和慢性乙型肝炎患者。如果是携带者，意味着病情相对稳定，基本没有明显的肝功能损害，可以承受正常的工作、学习任务；如果是慢性活动性肝炎或肝硬化患者，就必须进行治疗。

2.12　有无药物能"药到病除"，短时间内彻底清除乙型肝炎病毒

对乙型肝炎治疗最普遍的认识误区是对于抗病毒治疗的重要性及疗程认识不够。

慢性肝炎之所以发展成慢性，最关键的一点是病毒不能被清除而长期潜伏于体内，诱导机体免疫系统攻击破坏自身肝细胞而导致慢性肝损害。当肝细胞坏死裂解，细胞内的各种酶（谷丙转氨酶、谷草转氨酶等）释放到血液中，引起血液中酶水平的升

高。因此酶的升高反映的是肝细胞受损。降酶治疗是一种对症（治标）治疗，转氨酶降至正常并不等于慢性肝炎治愈。抗病毒治疗才是最根本的治疗，只有把病毒抑制，甚至清除，才能解决肝细胞反复受损、转氨酶反复升高的现象。

迄今，尚无一种"药到病除"的药物能在短时间内彻底清除病毒。目前国际公认的有效抗乙型肝炎药物有两大类：核苷（酸）类和干扰素类，这两类药物的治疗时限均较长。干扰素疗程为半年至2年，核苷（酸）类疗程为3~5年，甚至更长时间。晚期肝硬化患者需要终身服药治疗。

治疗慢性乙型肝炎，要树立有适应证就需要抗病毒治疗，且需要长期治疗的观念。千万不能迷信"江湖游医"和一些虚假广告所谓的"多长时间澳抗转阴"、"转阴率百分之百"之类的宣传。也许在您的周围的确有HBsAg阴转的"特例"和"个案"，但极可能那是急性乙型肝炎。急性乙型肝炎是一种自限性疾病，其自然阴转率在90%以上，而慢性HBsAg很难阴转，自然阴转率为1%~3%，需要长期治疗。

2.13 为什么慢性乙型肝炎患者或乙型肝炎病毒携带者需要定期复查

在临床工作中，经常见到首次诊断为肝硬化的患者，疾病已经发展到晚期，治疗难度很大，这种现象比较普遍。通过追问病史发现这些患者明知自己是HBsAg阳性携带者，既不定期复查也不就医，常常以"工作忙"、"没有什么异常感觉"作为不定期检查的理由，而一旦"有感觉"就是疾病晚期，十分可惜。

如何避免这类悲剧发生？只有加强患者自我管理，定期复查，随时了解自己病情的变化才是最好的手段，千万不能以"有感觉、有不适"作为就诊的原因。慢性病毒性肝炎造成的损害大多数是在"没有感觉"的情况下形成的，病毒潜伏于肝细胞内，在日积月累中静悄悄地引起肝细胞损害、纤维化，甚至肝硬化。因此，对这个过程，患者本人和专科医生要密切监护，及时地使用抗病毒药物，阻止病毒造成量变到质变的过程，而对于已经进行抗病毒治疗的患者，定期复查更为重要。通过定期复查肝功能及病毒学各项指标，观察抗病毒的疗效，及时发现抗病毒治疗的不良反应，如干扰素治疗的副作用和对核苷类口服药出现耐药，及时调整和更改治疗方案，从根本上达到阻止病情进展，改善生活质量，延长存活时间的目的。

2.14 乙型肝炎病毒携带者可以正常生育吗

某些慢性HBV携带者，因为害怕传染给孩子，就放弃生育要求，甚至有些青年拒绝谈对象，拒绝结婚，这种现象也比较普遍。近些年随着疫苗普及，新生儿及儿童HBV携带率明显下降，母婴阻断成功率也在90％以上。因此，HBV携带者只要有生育条件，完全可以像正常人一样生育出健康的宝贝，但千万记住一定要去妇产科及肝病专科咨询就诊，采取母婴病毒传染的阻断策略。

2.15 哪些慢性乙型肝炎患者需要接受抗病毒治疗

临床上，经常有乙型肝炎阳性患者咨询是否要进行抗病毒治疗。事实上，大多数慢性HBV携带者是不需要接受任何药物治疗的。只有活动性乙型肝炎患者才需要接受药物治疗。慢性乙型肝炎治疗的总体目标是：最大限度地抑制病毒复制，减轻肝细胞坏死，延缓和减少肝脏失代偿、肝硬化、肝癌及其并发症的发生，从而改善生活质量和延长存活时间。

抗病毒治疗的一般适应证包括：①HBeAg阳性者，HBV-DNA≥10^5拷贝/毫升（相当于20 000IU/毫升）；HBeAg阴性者，HBV-DNA≥10^4拷贝/毫升（相当于2 000IU/毫升）；②谷丙转氨酶（GPT）≥2×正常上限（ULN）；如用干扰素治疗，ALT应≤10×ULN，血清总胆红素应<2×ULN；③ALT<2×ULN，但肝组织学显示肝组织学活性积分（Knodell HAI）≥4，或炎性坏死≥G2（表示炎性坏死程度），或纤维化≥S2（表示纤维化程度）。

对持续HBV-DNA阳性、达不到上述治疗标准，但有以下情形之一者，亦应考虑给予抗病毒治疗：①对GPT大于ULN且年龄>40岁者，也应考虑抗病毒治疗。②对GPT持续正常但年龄较大者（>40岁）应密切随访，最好进行肝组织活检；如果肝组织学显示Knodell HAI≥4，或炎性坏死≥G2，或纤维化≥S2，应积极给予抗病毒治疗。③动态观察发现有疾病进展的证据（如脾脏增大）者，建议行肝组织学检查，必要时给予抗病毒治疗。

在开始治疗前应排除由药物、乙醇或其他因素所致的GPT升高，也应排除应用降酶药物后GPT暂时性正常。

由于抗病毒治疗疗程长，药物种类较多，可能出现耐药及不良反应，治疗过程中需要不断检测与随访，因此一定要在专科医生指导下进行。

2.16 慢性乙型肝炎患者对饮食有何要求

慢性肝炎的特点就是反复出现肝脏炎症的加重和缓解，因此要根据肝脏功能的状况来调整饮食方案。慢性肝炎的缓解期肝功能检查接近正常，没有明显的消化道症状，此时强调均衡饮食。

（1）提供适当的热量。

（2）足量的蛋白质供给可以维持氮平衡，改善肝脏功能。

（3）供给适量的碳水化合物（即糖类）：碳水化合物应提供总热量的50%~70%，适量的碳水化合物不仅能保证慢性肝炎患者总热量的供给，而且能减少身体组织蛋白质的分解，促进肝脏对氨基酸的利用，增加肝糖原储备，增强肝细胞的解毒能力。

（4）适当限制脂肪饮食：每日脂肪供给量一般以40~60克，或占全日总能量的25%左右为宜。脂肪是三大营养要素之一，其所提供的不饱和脂肪酸是身体的必需营养素，其他食物无法代替，所以不必过分限制。另外，摄入适量的脂肪有利于脂溶性维生素（如维生素A、维生素D、维生素E、维生素K）等的吸收。对伴有脂肪肝、高脂血症、胆囊炎急性发作期的慢性肝炎患者则应限制脂肪摄入。

（5）补充适量的维生素和矿物质：维生素在对肝细胞的解毒、再生和提高免疫等方面有重要作用。补充维生素主要以食物补充为主。慢性肝炎患者容易发生缺钙和骨质疏松，应坚持饮用牛奶或适当服用补钙药物。

（6）戒酒：慢性肝炎患者肝脏对乙醇的解毒能力下降，即使少量饮酒也会加重肝细胞损害，导致肝病加重，因此肝炎患者应戒酒。

2.17 为什么有的人喝酒会脸红

大约1/3的东亚裔人喝酒会脸红，这种症状在医学上称为亚裔脸潮红。有喝酒脸红反应者是因为其代谢乙醇（酒精）的酶（乙醛脱氢酶）的基因有缺陷，因而导致有毒的乙醛在体内大量累积，造成血管扩张，引起脸红反应。

乙醇分解代谢主要依赖于肝脏中的两种酶——乙醇脱氢酶和乙醛脱氢酶。简单来说，乙醇首先经乙醇脱氢酶催化，转化为乙醛。乙醛会进一步在乙醛脱氢酶的作用下转化为乙酸，乙酸最终分解为二氧化碳和水，排出体外。这其中，乙醛是使你脸红的主要原因，同时它对许多组织和器官都有毒性，也被认为有多种致癌效应，会增加患食管癌的危险。

喝酒脸红可不是坏事，它提示你在代谢乙醛方面的缺陷，提醒你少喝酒。许多人依据自己是不是醉倒来判断该不该继续喝，甚至有人认为经过一段时间的锻炼，酒量见长就没事了，这些都是不对的。其实，本来不胜酒力的人经过锻炼对乙醇耐受了，反而会喝更多的酒，导致体内积累更多的乙醛，造成更大的危害。所以，喝酒脸红的人还是不喝或者少喝为好。

2.18 乙醇对肝脏的影响到底有多大

乙醇进入人体后主要在肝脏进行分解代谢，主要代谢产物是乙醛。乙醛可与多种蛋白质发生共价结合，形成乙醛蛋白加和物。这不但改变了蛋白质的结构，而且造成了蛋白质功能异常，可引起肝细胞炎症、坏死及纤维组织增生。

长期过量饮酒，甚至酗酒肯定是有百害而无一益，有可能会形成酒精性脂肪肝，严重的甚至会直接形成酒精性肝硬化。乙醇对肝细胞的毒性主要是通过影响肝脏的代谢，使肝细胞膜表面的脂质成分过度氧化，从而破坏了肝细胞膜。进一步发展会使肝细胞内的微管和线粒体等结构都受到破坏，肝细胞肿胀、坏死，对脂肪酸的分解和代谢发生障碍，引起肝内脂肪沉积，形成脂肪肝。乙醇不但可以损伤肝细胞，还可造成肝脏毛细胆管的损伤，或诱导自身抗体的产生，造成肝细胞和毛细胆管的炎症，使血中的γ-谷氨酰转肽酶明显升高。乙醇对肝脏的危害随着量的增加和饮用时间的延长按照"酒精性脂肪肝→酒精性肝炎→酒精性肝硬化"三部曲逐渐发展。饮酒的量越多，时间越长，肝脏的脂肪性变就越严重。每日饮酒比间断饮酒危害性大，一次大量饮酒比一日分次小量饮酒的危害性大。据统计，慢性嗜酒者近60%发生脂肪肝，20%~30%最终将发展为肝硬化。

2.19 如何防治酒精性脂肪肝

预防酒精性脂肪肝最有效的措施是戒酒，或者控制饮酒量，尽量饮用低度酒或不含酒精的饮料。如果有应酬实在不好推脱，要避免空腹饮酒，可以在饮酒前适量口服些牛奶、酸奶等，这样可以起到保护胃黏膜，减少乙醇吸收的作用。切忌采用酒后催吐的方法，防止误吸至肺内，以及胃、食管黏膜撕裂引起急性出血。

酒精性脂肪肝的治疗原则如下：

（1）戒酒：戒酒是治疗酒精性脂肪肝的最重要的措施。

（2）营养支持：酒精性脂肪肝患者需良好的营养支持，应在戒酒的基础上提供高蛋白、低脂饮食，并注意补充维生素B、维生素C、维生素K及叶酸。

（3）药物治疗：如血清谷丙转氨酶（GPT）、谷草转氨酶（GOT）或谷酰转肽酶（GGT）轻度升高，可考虑应用药物治疗。S-腺苷甲硫（蛋）氨酸可以改善酒精性脂肪肝患者的临床症状和肝功能指标。多烯磷脂酰胆碱对酒精性脂肪肝患者有防止组织学恶化的作用。甘草酸制剂、水飞蓟宾类、多烯磷脂酰胆碱和还原型谷胱甘肽等药物可改善肝功能指标。

（4）酒精性肝病患者肝脏常伴有肝纤维化的病理改变，故应重视抗肝纤维化治疗。

2.20　何为脂肪肝？常见病因是什么

脂肪肝是指由于各种原因引起的肝细胞内脂肪堆积过多的病变。正常人的肝内脂肪含量约占肝湿重的5%，内含磷脂、三酰甘油、脂肪酸、胆固醇及胆固醇酯。脂肪含量超过5%为轻度脂肪肝，超过10%为中度脂肪肝，超过25%为重度脂肪肝。

脂肪性肝病正严重威胁国人的健康，成为仅次于病毒性肝炎的第二大肝病，已被公认为隐蔽性肝硬化的常见原因。脂肪肝是一种常见的临床现象，而非一种独立的疾病。其临床表现轻者无症状，重者病情凶猛。一般而言脂肪肝属可逆性疾病，早期诊断并及时治疗常可恢复正常。

脂肪肝多发于肥胖者、过量饮酒者、高脂饮食者、少动者、慢性肝病患者及中老年内分泌疾病患者。肥胖、过量饮酒、糖尿病是脂肪肝的三大主要病因。

2.21　脂肪肝有什么临床表现

脂肪肝的临床表现多样，患者多无自觉症状，而多数患者较胖，故更难发现轻微的自觉症状。轻度脂肪肝有的仅引起疲乏感；中重度脂肪肝有类似慢性肝炎的表现，可有食欲缺乏、疲倦乏力、腹胀、嗳气、恶心、呕吐、体重减轻、肝区或右上腹胀满隐痛等感觉。临床检查，75％的患者肝脏轻度肿大，少数患者可出现脾大、蜘蛛痣和肝掌。

由于患者转氨酶常有持续或反复升高，又有肝脏肿大，易误诊为肝炎，应特别注意鉴别。B超、CT均有较高的诊断符合率，但要明确诊断仍依靠肝脏穿刺活检。

2.22　一旦患了脂肪肝，应如何处置

脂肪肝是因脂肪在肝内过度蓄积引起的。脂肪肝并不可怕，早期发现积极治疗，一般都能痊愈，且不留后遗症。

（1）找出病因，有的放矢采取措施：如长期大量饮酒者应戒酒。营养过剩、肥胖者应严格控制饮食，使体重恢复正常。有脂肪肝的糖尿病患者应积极有效地控制血糖。营养不良性脂肪肝患者应适当增加营养，特别是蛋白质和维生素的摄入。总之，去除病因才有利于治愈脂肪肝。

（2）饮食疗法：调整饮食结构，提倡高蛋白质、高维生素、低糖、低脂肪饮食。不吃或少吃动物性脂肪、甜食（包括含糖饮料）。多吃青菜、水果和富含纤维素的食物，以及高蛋白质的瘦肉、鱼、豆制品等，不吃零食，睡前不加餐。

（3）运动疗法：适当增加运动，促进体内脂肪消耗。每天跑步，每天至少跑6千米才能达到减肥效果。仰卧起坐或健身器械锻炼都是很有益的。

（4）药物辅助治疗：到目前为止，尚无防治脂肪肝的特效药物，常选用保护肝细胞、去脂药物及抗氧化剂等，如维生素

B、维生素C、维生素E、卵磷脂、熊去氧胆酸、水飞蓟宾、肌苷、辅酶A、还原型谷胱甘肽等。上述药物虽然很多，但大多疗效有限，因此，应在医生指导下正确选用，切不可滥用。

2.23 引起肝硬化的常见原因有哪些

肝硬化是一种以肝组织弥漫性纤维化、假小叶和再生结节形成为特征的慢性进行性肝病。一旦进入再生结节和假小叶形成阶段，病情不可逆转。引起肝硬化的常见病因有以下几种。

（1）病毒性肝炎：目前在中国，病毒性肝炎尤其是慢性乙型肝炎，是引起肝硬化的主要因素。

（2）酒精中毒：长期大量酗酒，是引起肝硬化的因素之一。

（3）营养障碍：营养不良可降低肝细胞对有毒和传染因素的抵抗力，而成为肝硬化的间接病因。动物实验证明，喂饲缺乏胆碱或甲硫氨酸食物的动物，可经过脂肪肝的阶段发展成肝硬化。

（4）工业毒物或药物：长期接触含砷杀虫剂、四氯化碳、黄磷、氯仿等，或服用双醋酚汀、异烟肼、辛可芬、四环素、甲基多巴等，可产生中毒性肝炎，进而导致肝硬化。

（5）循环障碍：慢性充血性心力衰竭、慢性缩窄性心包炎可使肝脏长期淤血、缺氧，引起肝细胞坏死和纤维化，称为淤血性肝硬化，也称为心源性肝硬化。

（6）代谢障碍：如血色病和肝豆状核变性（亦称Wilson病）等。

（7）胆汁淤积：肝外胆管阻塞或肝内胆汁淤积时高浓度的胆红素对肝细胞有损害作用，久之可发生肝硬化。

（8）血吸虫病：患血吸虫病时由于虫卵在汇管区刺激结缔组织增生形成血吸虫病性肝纤维化，可引起显著的门静脉高压，亦称为血吸虫病性肝硬化。

（9）原因不明：部分肝硬化原因不明，称为隐源性肝硬化。

2.24 肝硬化有什么临床表现

通常肝硬化起病隐匿，发展缓慢，可隐伏3~5年，甚至10年以上，少数因短期内大片坏死，3~6个月便发展成肝硬化。目前临床上将肝硬化分为代偿期和失代偿期，但两者界限常不清楚。

（1）代偿期（Child-Pugh A级）：可有肝炎临床表现，亦可隐匿起病。可有轻度乏力、腹胀、肝脾轻度肿大。影像学提示肝硬化、肝功能正常或轻度异常，病理学符合肝硬化诊断。

（2）失代偿期（Child-Pugh B、C级）：有肝功能损害及门脉高压两大类表现。

1）肝功能损害：

◇ 全身症状：乏力、消瘦、面色晦暗，尿少、下肢水肿。

◇ 消化道症状：食欲缺乏、腹胀、胃肠功能紊乱甚至吸收不良综合征。

◇ 出血倾向及贫血：牙龈出血、鼻出血、紫癜、贫血。

◇ 内分泌障碍：蜘蛛痣、肝掌、皮肤色素沉着，女性月经失调、男性乳房发育。

2）门脉高压症：

◇ 脾大、脾功能亢进。

◇ 侧支循环的建立于开放：食管胃底静脉曲张，腹壁静脉曲张。

◇腹水：是肝硬化最突出的临床表现。

2.25 肝硬化患者需防范哪些并发症

（1）上消化道出血：约1/3肝硬化患者死于食管胃底静脉破裂出血。肝硬化患者出现上消化道出血的原因包括消化性溃疡、食管贲门黏膜撕裂综合征（Mallory-Weiss综合征）、门静脉高压性胃炎，但食管胃底静脉破裂出血占这类出血的90％。由于患者食管和胃底有很多曲张的静脉血管，静脉壁很薄弱，压力又高，一旦破裂短时间内患者可以呕出大量鲜血，甚至来不及就医即可能死亡，是门静脉高压症最危险的并发症。

（2）肝性脑病：为最严重的并发症，也是最常见的死亡原因。在肝硬化基础上，患者摄入蛋白过量、消化道出血、感染、电解质紊乱均可诱发肝性脑病。

（3）感染：以原发性腹膜炎最常见。发生率为3％~10％，腹部有压痛、反跳痛、腹水为渗出液，外周血血象增高。

（4）肝肾综合征：表现为少尿、无尿、氮质血症、低钠、高钾、肝性脑病、低血压休克。

2.26 肝硬化患者出现肝性脑病应如何治疗

肝性脑病主要是以意识障碍为主的中枢神经功能紊乱。最根本的病因是肝功能障碍使从肠道来的毒性物质不能被肝脏解毒或清除，而引起大脑功能紊乱。治疗肝性脑病需在多环节采取综合性措施。主要包括以下几方面：

（1）轻微肝性脑病的治疗：轻微肝性脑病患者多表现为睡

眠障碍。这类患者多在家中静养，应注意：

1）调整饮食结构，适当减少蛋白的摄入量：避免进食高蛋白饮食，特别是不要大量进食动物蛋白，不要使人体肠道内的产氨骤增。

2）保持大便通畅：可口服乳果糖或进食香蕉等水果，保持大便通畅，每日1~2次，始终保持肠道内产氨的及时清除。

3）慎用安眠药：睡眠障碍者切忌用苯二氮䓬类药物，以免诱发显性的肝性脑病。

（2）中、重度肝性脑病的治疗：

1）确认并去除诱因：肝性脑病多有各种各样的诱因。例如，食管曲张静脉破裂大出血后可发展成肝性脑病，积极止血、清除肠道积血等可以制止肝性脑病的发生。

2）减少肠道内氨的生成和吸收：可导泻或灌肠来清除肠道内的积血、积食及其他毒性物质。

3）药物治疗减少或拮抗氨及其他有害物质，改善脑细胞功能：门冬氨酸-鸟氨酸是一种二肽，可有效降低血氨；支链氨基酸可纠正氨基酸代谢的不平衡，抑制大脑中假神经递质的形成。

4）肝移植：对于肝硬化、慢性肝功能衰竭基础上反复发作的肝性脑病，肝移植是唯一有效的治疗方法。

2.27 什么是门静脉高压症

门静脉是由脾静脉和肠系膜上静脉在胰腺后方汇合而成的一条重要血管。腹腔内脏，如胃、小肠、脾脏、胰腺和结直肠的血液都要通过门静脉才能流向肝脏，消化道吸收的营养成分因此能在肝脏被合成人类生存所必需的各种物质，人体产生的很多毒素和废物也得以在肝脏被代谢和解毒。门静脉的血液必须要在一定的压力驱动下才能持续流向肝脏，正常的门静脉压力为1.274~2.352千帕（13~24厘米水柱），平均是1.764千帕（18厘米水柱）。各种原因如果使门静脉血流受阻、血液淤滞时，门静脉系统的压力就会超出正常值，并出现一系列的症状，表现为脾大和脾功能亢进、食管胃底静脉曲张和呕血、腹水等，这就是所谓的门静脉高压症。

2.28 门静脉高压症的常见原因有哪些

门静脉无瓣膜，其压力通过流入的血量和流出阻力形成并维持。门静脉血流阻力增加，常是门静脉高压症的始动因素。按门静脉血流受阻部位不同，门静脉高压症的病因可分为肝前型、肝内型和肝后型3种。我国患者主要以肝内型最常见，约占90%。

（1）肝前型：门静脉本身出了问题，如门静脉长了血栓、先天畸形和外在压迫等使门静脉血流不畅，压力自然会升高。这类患者的肝脏没有问题，所以肝功能正常或只有轻度损坏，治疗效果最好。

（2）肝内型：肝脏出了问题，如各种原因的肝硬化（肝炎后、酒精性、自身免疫性、胆汁淤积性），导致门静脉的血要克服很大的阻力才能流进肝脏，因此门静脉的压力就变得越来越高。

（3）肝后型：如Budd-Chiari综合征或缩窄性心包炎等，肝脏也没有问题，但肝脏后面的血管系统出了问题，因此肝脏里的血排不出去，继而影响到门静脉的血也流不进来，使得门静脉的压力不断升高。

2.29 门静脉高压症有哪些临床表现

绝大多数门静脉高压症由肝硬化引起，很多患者都有虚弱乏力、食欲减退等症状，但最典型的临床症状有以下3点。

（1）脾大、脾功能亢进：所有患者均有不同程度的脾大。由于门静脉收集了脾脏来的血液，门静脉血流不畅后脾脏就会淤血肿大，并因此导致脾脏功能亢进，即破坏了过多的血细胞引起患者贫血、白细胞及血小板减少。

（2）上消化道出血：半数患者有呕血或黑便史，出血量大且急。门静脉压力增高血流不畅后，腹腔内各器官的血液会绕开门静脉和肝脏，从胃底和食管的静脉流走，因此食管下端静脉曲张是门静脉高压症的重要表现。这些曲张的静脉非常薄弱，常因溃疡或食物的刺伤而破裂引起消化道大出血。

（3）腹水：约1/3患者有腹水。肝硬化的患者往往营养不良，血清中的白蛋白含量低于正常而引起全身水肿和腹水。门静脉血流不畅导致胃肠道淤血也加重了腹水的程度。晚期的患者腹腔内可以存在上万毫升的腹水，严重影响呼吸功能，并可诱发肝肾综合征，出现少尿，甚至无尿。

2.30 门静脉高压症引起上消化道大出血应如何处理

治疗上首先是抢救生命，包括快速补液、输血和血浆、使用降低门静脉压力的药物和止血药，同时争取进行下列治疗。

（1）内镜治疗：内镜下套扎和注射硬化剂疗法已经在紧急救治出血的病例中取得了显著疗效，可使90%出血得到暂时控制。

（2）三腔二囊管压迫止血法：是传统的治疗食管胃底静脉曲张破裂出血的压迫止血法，紧急应用局部压迫可起到较好的暂时疗效，但解除压迫后容易再次出血，复发率可达50%~60%，但可为内镜、介入或外科手术治疗创造条件。

（3）介入治疗：最常用的是经颈静脉肝内门体静脉支架分流术（TIPSS），这种治疗作用显著，但硬件和技术条件要求较高，操作上有难度，而且长期的效果不甚理想，可作为等待肝移植前的过渡治疗手段。

（4）手术治疗：非手术治疗效果不好或反复出血，如果患者的肝功能和身体条件还能够承受的话应该果断采取手术治疗。主要术式有以下几种：

1）分流手术：将门静脉系统主干及其主要分支与腔静脉及其主要分支血管吻合，使较高压力的门静脉血液分流入腔静脉中去，由于能有效的降低门静脉压力，是防治大出血的较为理想的方法。

2）断流术：急诊手术一般可选择断流术，如贲门周围血管离断术，条件较好的患者，也可行急诊分流术。

（5）肝移植手术：是治疗肝硬化、门静脉高压和食管胃底静脉破裂出血的根治性手段。理论上讲，内科治疗和分流及断流手术均是临时性的指标手段，可以看作肝移植前的过渡性治疗手段。对于肝硬化晚期患者，肝移植是挽救生命的唯一方法，但供体短缺和治疗费用昂贵制约其推广应用。

2.31 肝移植手术的疗效到底如何

所谓肝移植手术，是指通过手术切除患者病变肝脏，植入一个健康的肝脏，使肝病患者肝功能得到彻底恢复的一种外科治疗手段。

自1963年，美国医生Starzl施行世界上第一例人体肝移植手术以来，历经50年的艰苦探索和不懈努力，肝移植已在全世界步入成熟阶段。迄今，全世界已累积实施肝移植手术超过10万余例，每年以8 000~10 000例次的速度递增。目前，肝移植术后1年存活率>90％，5年存活率为70%~85％，也就是说大部分患者均能长期健康的存活，最长的一名患者移植术后已存活36年，并育有1子。由于肝移植排斥反应发生率更低，就长期疗效而言（10年以上存活率），肝移植效果优于肾移植。

与国外相比，我国的肝移植研究起步较晚。1977年，我国开展了人体肝移植的尝试，从此揭开了我国临床肝移植的序幕。随着经验的积累，尤其是近10年的飞速发展，我国的肝移植病例数量已据世界前列。截至2011年10月，全国累计施行肝移植手术约20 900例，术后存活率已接近国际水平。全国有80余家医院可开展肝移植手术，其中规模较大的有20余家。

2.32 哪些患者适合做肝移植手术

虽然肝移植已广泛开展并不断取得进步，但到底什么样的患者适合做肝移植呢？原则上，当各种急性或慢性肝病用其他内外科方法无法治愈，预计在短期内（6~12个月）无法避免死亡者均是肝移植的适应证。起初肝移植仅是一个挽救生命的过程，而现在，随着外科技术的不断发展，肝移植术后存活率和存活时间不断提高。因此，肝脏病变所产生的症状导致患者的生存质量严重下降时，也成为肝移植的主要适应证之一。

近年来，原位肝移植所治疗的疾病病种不断扩大。迄今，据不完全统计，肝移植已被成功用于60多种肝脏疾病的治疗，依据疾病的性质，可概括分为：终末期肝硬化疾病、肝脏恶性肿瘤、先天性代谢疾病和急性或亚急性肝衰竭。

手术禁忌证包括以下两种：

（1）绝对禁忌证（不能手术）：肝外存在难以根治的恶性肿瘤；存在难以控制的感染；难以戒除的酗酒或吸毒；患有严重心、肺、脑、肾等重要脏器器质性病变；有难以控制的心理变态或精神疾病。

（2）相对禁忌证（要慎重考虑）：年龄65岁以上；门静脉或肠系膜上静脉血栓；来自于胆道系统的败血症；以往有精神病史或药物滥用史。

2.33 肝移植面临怎样的瓶颈和伦理问题

据我国卫生部门统计，国内每年有100万~150万患者需要器官移植，但每年能获得器官并实施手术的仅1.3万例。换言之，99％的患者因等不到供体而失去挽救生命的机会。肝移植技术不能广泛开展的瓶颈就是供体短缺。

谁来提供有活力的供体？当然是自愿捐献器官的死者。不同于传统意义上供医学解剖教学用的遗体捐献，供移植用的器官必须是有良好活力的器官。大家知道，大脑死亡后，依靠机械通气，仍可维持机体的血液循环，从而维持肝肾等器官的生命力。换言之，器官最好取自大脑已死、而心跳和循环仍正常的"死者"。

但死亡判断是一个严肃的命题，这既是一个医学技术问题，更是一个法律问题。在欧美发达国家，脑死亡作为个体死亡标准已成为医学共识，并有国家立法支持。目前，中国台湾、香港地区均已有脑死亡立法，但中国内地目前仍缺乏脑死亡立法，判断死亡依旧采用心脏死亡标准，而心跳停止后获取的器官其活力大打折扣，极大增加了手术风险。但在近期内，心脏死亡的供体仍将是中国内地进行器官移植的主要来源。

为拓展供体来源，现在的倾向是做活体移植，即让健康者捐献半个肝脏给患者。但是，伦理上面临一定的问题，因为要对一个健康人作一个大手术，并且手术本身存在风险，供体有死亡的可能性。对于外科医师来讲，要承担供、受体两者安全的压力。国际上迄今已有10余例捐肝者手术死亡的报告，粗略统计供体死亡率为0.2%~0.5%。拿活体供体去治疗一个可能复发的恶性肿瘤患者，尤其是偏晚期的患者，更存在争议。

当然器官捐献还涉及如何公正透明的分配器官，避免器官买卖等问题，具体怎么做更加符合伦理、法规，对患者、家庭、社会更有利，仍需要探讨，这方面工作我国仍需向欧美国家学习借鉴。肝移植必将在不断的争论中进步、完善，因为有很多患者的生命需要挽救。

2.34 如何防治肝移植排斥反应

在人类的器官移植中，术后机体对外来器官的排斥作用几乎是不可避免的，为使新器官在新的环境下生存，将排斥反应降低到最低，临床上需要用免疫抑制剂来帮助新器官适应新的环境。免疫抑制剂的主要作用是使机体对外来物的排斥作用降低到较低的水平，以使两者和平共处。但如果免疫抑制剂用量过大，机体免疫力太低，感染性疾病的发生就会增加。

与肾移植相比，肝脏移植排斥反应发生率要低得多，此即肝脏移植"免疫特惠"现象，因此肝移植后免疫抑制剂需求量低，甚至部分长期存活的患者可以完全停用免疫抑制剂。

根据发生的时间和机制的不同可以将排斥反应分为两种：急性排斥反应和慢性排斥反应。急性排斥反应多发生于术后6个月内，临床表现为发热、乏力、肝功能异常、移植肝区不适等。近年来，随着免疫抑制剂的使用，急性排斥反应已经不是很典型了，多以较轻的形式出现。若发现及时，处理得当，可完全逆转。慢性排斥反应一般发生于术后6个月以后，肝功能逐渐恶化，呈不可逆转性改变，发生率约为2%。这是造成后期肝移植失败的原因之一，尚无有效治疗方法。多数移植医生认为，急性排斥反应的降低可以有效地延缓或降低慢性排斥的发生率。

2.35 肝癌患者肝移植的手术指征是什么

是否所有肝癌患者均适合做肝移植呢？答案是否定的。事实上与常规肝癌切除手术一样，肿瘤复发也是影响肝癌肝移植术预后的主要危险因素，只有对经过严格选择的病例（小肝癌）行肝移植才能取得较好的效果。目前公认的主要影响因素为：肿瘤的大小、个数、分布、有无血管侵犯、有无淋巴结转移、甲胎蛋白（AFP）的水平、组织学分级、有无微血管侵犯。在具体的选择标准上，目前国际上被普遍接受的标准主要有米兰（Milan）标准及UCSF标准。超出这些标准的移植效果明显下降，但国内许多超出标准的患者仍要求肝移植，数据显示效果不佳，如演员傅彪就是一个效果不理想的病例，晚期肝癌换肝后仅存活1年。

（1）米兰（Milan）标准：单一肿瘤直径<5厘米，或肿瘤少于3个，每个直径<3厘米；无大血管浸润；无淋巴结或肝外转移。

（2）UCSF标准：单个肿瘤直径<6.5厘米或肿瘤少于3个，最大的不超过4.5厘米，总直径和不超过8厘米；无肉眼可见的血管侵犯；无淋巴结或肝外转移。

2.36 得了肝脓肿该如何处理

肝脓肿多发于60~70岁人群，无明显性别差异，但男性的预后相对较差。不做任何处理的肝脓肿的死亡率极高，但若能及时给以抗感染、引流等治疗，死亡率为5%~15%。最常见的死亡原因包括脓毒血症、多器官功能衰竭及肝衰竭。肝脓肿常分为细菌性肝脓肿和阿米巴性肝脓肿。得了肝脓肿需及时住院治疗。

（1）使用抗生素：对于急性期肝局限性炎症，脓肿尚未形成或多发性小脓肿，应给以大剂量有效抗生素和全身支持疗法，控制炎症，促进炎症的吸收。

（2）经皮穿刺引流：对于单个较大的肝脓肿可在B超引导下穿刺吸脓，可以反复穿刺吸脓，也可置管引流脓液，同时冲洗脓腔，待脓肿缩小，无脓液引出后再拔出引流管。

（3）外科引流：对于较大的肝脓肿，估计有穿破可能，或已穿破并引起腹膜炎、脓胸及胆源性肝脓肿或慢性肝脓肿者，可行外科切开引流。

（4）外科切除：对于慢性厚壁肝脓肿和肝脓肿切开引流后脓肿壁不塌陷、留有无效腔或窦道长期流脓不愈合及肝内胆管结石并发左外叶多发性肝脓肿，且肝叶已严重破坏、失去正常功能者，可行肝叶切除术。

（5）阿米巴性肝脓肿治疗：首先考虑内科保守治疗，全身使用抗阿米巴药物，其他治疗原则与细菌性肝脓肿基本相同。

2.37 肝脏里长囊泡是怎么回事

长在肝脏上的所有囊泡状病变统称为肝囊肿。由于形成的原因不同，可以分成以下几种。

（1）先天性肝囊肿：平常我们见得最多的（90%以上）囊肿就是先天性肝囊肿（也叫真性囊肿）。先天性囊肿是一种胚胎发育障碍性疾病。它是肝脏里面的一个"小水球"，球壁是上皮细胞，球内是水，上皮细胞产生水，使水球不断膨胀变大。先天性肝囊肿大多数很小，对人体和肝脏没有影响，因此也无症状，绝大部分都是在体检时被发现。当囊肿越长越大、越长越多时就会出现症状。它是良性疾病，极少癌变。

（2）创伤性肝囊肿：是肝脏外伤后的血肿或组织坏死、液化形成的一个囊腔，因为它不是一个真正的囊肿，所以也把它叫做假性囊肿。

（3）炎症性肝囊肿：是由胆管发炎或结石梗阻引起的胆管囊状扩张，内容物是胆汁，也叫胆汁潴留性囊肿。

（4）肿瘤性囊肿：包括畸胎瘤、囊状淋巴管瘤、囊腺瘤等。

（5）寄生虫性囊肿：主要是肝包虫性囊肿，好发于我国西北地区，患者在牧区接触犬、羊或直接食入棘球蚴绦虫卵后，虫卵在十二指肠孵化成幼虫进入门静脉血液，停留在肝脏生长发育成包虫成虫，并在肝脏内形成包虫生活的一个"窝"，这个"窝"就叫肝脏包虫囊肿。

2.38 肝囊肿应如何治疗

肝囊肿手术指征不甚明确，除非有明确症状时才需要治疗，如上腹疼痛、上腹包块或上腹饱胀感及胃部压迫症状。囊肿发生囊内感染、出血的概率较小，当发生时也需要治疗。对于肝囊肿与胆管囊腺瘤诊断不能鉴别时也需要治疗。对于囊肿小于5厘米无症状者，均可定期观察。

目前，治疗确实可靠的方法是腹腔镜下囊肿开窗，疗效确切。其他方法，如超声或CT引导下囊肿穿刺引流，而后注射乙醇等硬化剂复发率较高，效果有限，不建议采用。对于不能排除肝内胆管囊腺瘤的患者可以施行腹腔镜下肝切除或开腹肝切除术。

2.39 为什么说肝癌是威胁生命的一大杀手

肝癌是指发生于肝脏的恶性肿瘤，包括原发性肝癌和转移性肝癌两种，人们日常说的肝癌指的多是原发性肝癌。原发性肝癌是临床上最常见的恶性肿瘤之一，居恶性肿瘤的第五位，但死亡率占恶性肿瘤的第二位，仅次于肺癌。根据最新统计（2012年中国肿瘤登记报表），全世界每年新发肝癌患者约60万，目前我国发病人数约占全球肝癌患者的55%，每年有30万人死于肝癌，其已经成为严重威胁我国人民健康和生命的一大杀手，其危险性不容小视。

原发性肝癌按细胞分型可分为肝细胞型肝癌、胆管细胞型肝癌及混合型肝癌。原发性肝癌在我国属于高发病，一般男性多于女性。中国是乙肝高发国家，我国的肝癌病例多在乙肝肝硬化的基础上发展而来，丙肝患者也在逐渐增加，丙肝也会发展为肝癌。随着新生儿乙肝疫苗的普及应用，今后乙肝病毒的流行将得到有效控制，从长远看肝癌发病率也会明显下降。但在当前，随着社会老龄化，我国肝癌发病率仍呈上升趋势（约每年增长5%），死亡率也随之上升。

2.40 诱发肝癌的常见致病因素有哪些

原发性肝癌的病因至今未能完全明确，但已证明与以下因素密切相关。

（1）病毒性肝炎：流行病学统计表明，乙肝流行的地区也是肝癌的高发地区，患有乙肝的人比没有患乙肝的人患肝癌的机会要高10倍。长期的临床观察中发现，肝炎、肝硬化、肝癌是不断迁移演变的三部曲。近来研究表明，与肝癌有关的病毒性肝炎主要包括乙型肝炎（HBV）、丙型肝炎（BCV）。其中在我国、东南亚和非洲环撒哈拉地区以乙型肝炎为主，欧洲、美洲和澳大利亚以丙型肝炎更为常见。

（2）酒精：俗话说"饮酒伤肝"，饮酒并不是肝癌的直接病因，但它的作用类似于催化剂，能够促进肝癌的发生和进展。有长期酗酒嗜好者容易患肝癌。这是因为酒精进入人体后，主要在肝脏进行分解代谢，酒精对肝细胞的毒性使肝细胞对脂肪酸的分解和代谢发生障碍，引起肝内脂肪沉积而形成脂肪肝。饮酒越多，脂肪肝也就越严重，进而引起肝纤维化、肝硬化、肝癌的发生。如果肝炎患者再大量酗酒，会大大加快、加重肝硬化的形成和发展，促进肝癌的发生。

（3）饮食相关因素：肝癌的发生与患者生活习惯息息相关。长期进食霉变食物、含亚硝胺食物、微量元素硒缺乏也是促发肝癌的重要因素。黄曲霉素B_1是目前已被证明有致癌作用的物质，主要存在于霉变的粮食中，如玉米、花生、大米等。另外，当摄食大量的含有亚硝酸盐的食物时，以烟熏或盐腌的肉制品为著，其可以在体内转变成亚硝胺类物质，具有明确的致癌作用。同时肝癌的发生也与遗传因素、吸烟、寄生虫感染等因素相关。据统计，在美国，第一代亚洲裔移民肝癌发病率是美国白种人的8倍，但第二代亚洲裔移民肝癌发病率与美国白种人无差别，这说明肝癌的发生与饮食及生活习惯息息相关。

2.41　肝癌有哪些临床表现

肝癌的临床表现与疾病进展程度相关。事实上，早期肝癌一般无任何症状，一旦出现明显临床表现，病情大多已进入中晚期。肝癌常见的临床表现有以下几点。

（1）消化道症状：食欲明显减退，腹部闷胀，消化不良，有时出现恶心、呕吐。

（2）右上腹隐痛：肝区可有持续性或间歇性疼痛，有时可因体位变动而加重。

（3）乏力、消瘦：随着病情进展日益加重，体重也日渐下降。

（4）发热：不明原因的发热，多为低热。

并发肝硬化的表现为：黄疸、腹水、皮肤瘙痒、蜘蛛痣、肝掌、脾大、鼻出血、皮下出血等。

由于肝癌的一些典型症状只有疾病进展到中晚期时才会发生，而那时往往已经丧失手术机会，因此平时的自我检查非常重要。当感觉疲惫、乏力持续不能缓解时，很可能是肝病的预兆；

心窝处沉闷感，或是腹部右上方感觉钝痛，有压迫感和不适感等，体重减轻，时有原因不明的发热及出现黄疸，应尽早前往医院检查。

2.42 如何早期发现肝癌

肝癌早期一般无任何症状，要早期发现肝癌，必须定期体检。有乙肝、丙肝的患者更应定期复查，如有可能应每年体检，肝脏B超和血清甲胎蛋白（AFP）检查是目前临床上筛选肝癌的最常用方法。

（1）血清甲胎蛋白检测：是当前诊断肝癌简单实用的方法。诊断标准为AFP≥400纳克/毫升，排除慢性肝炎、肝硬化、睾丸或卵巢胚胎性肿瘤及怀孕等。我国约70％肝细胞肝癌病例的血清AFP升高，约30％的肝癌患者AFP正常，检测甲胎蛋白异质体有助于提高诊断率。另外，需要指出的是，胆管细胞癌的AFP均正常。

（2）超声检查：方便无创、直观准确、费用低廉、广泛普及，可用于肝癌的普查和治疗后随访。

（3）CT检查：已经成为肝癌诊断的重要常规手段。CT增强扫描可清楚地显示肝癌的大小、数目、形态、部位、边界、血供丰富程度及其与肝内管道的关系，对于明确诊断，同时明确肝癌的分期、分级，指导治疗及判断预后有重要意义。通过影像分析软件还可以对肝脏内各管道进行重建，模拟手术切除平面，测算预切除肿瘤的体积和剩余肝体积，极大的提高手术安全性。

（4）MRI检查：能够提高小肝癌检出率，同时对肝癌与肝脏局灶性增生结节、肝腺瘤等的鉴别有较大帮助，可以作为CT检查的重要补充。

（5）正电子发射计算机断层扫描（PET-CT）：可以了解全身状况和评估肿瘤转移情况，更能全面判断肿瘤分期及预后，但是价格较为昂贵，一般不作为首选检查。

（6）选择性肝动脉造影：是侵入性检查，因肝癌血供丰富，以肝动脉供血为主。因此，选择肝动脉造影可以显示肝脏的小病灶及肿瘤血供情况，在明确诊断后还可以通过注射吸收性明胶海绵碘油来堵塞肿瘤供养血管达到治疗目的。适用于其他检查后仍未能确诊的患者。

2.43　哪些肝癌适合手术治疗

手术切除目前仍是治疗肝癌首选的和最有效的方法。现代肝脏外科手术技术日益进步，肿瘤大小并不是制约手术的关键因素。能否切除和切除的疗效除了与肿瘤大小和数目有关，还与肝脏功能、肝硬化程度、肿瘤部位、肿瘤界限、有无完整包膜、肿瘤分型、分化程度及静脉癌栓等有非常密切的关系。

哪些肝癌适合手术治疗？外科医师需要考虑两个问题：①技术上能完整、安全地切除肿瘤；②剩余肝脏有足够的储备功能，能胜任机体代谢需求。具体来说，行手术切除的患者要求其一般情况良好，即没有心、肺、肾等重要脏器的器质性病变；肝功能正常或接近正常；同时没有肝外肿瘤转移灶，肿瘤部位局限于半肝，而不是多发或弥漫性分布。

对于肿瘤巨大估计手术完整切除比较困难的患者，可以先做介入治疗，待肿瘤缩小后再行手术切除。

外科治疗手段除了肝切除外还可以选择肝移植手术，尤其对于那些并发肝硬化，肝功能失代偿的小肝癌患者，肝移植手术是最佳的选择。目前，我国每年大约开展1 000例肝移植手术，其中肝癌患者比例高达40%。关于肝癌肝移植的适应证前文已有描述（详见2.32哪些患者适合做肝移植手术）。我国标准与国际的肝癌肝移植标准相比扩大了肝癌肝移植的适应证范围，但超出国际标准的肝癌患者发生复发的风险增加。

2.44 对于肝癌患者，除了手术，还有哪些治疗方法

由于各种原因不能接受手术治疗的肝癌患者，还有许多治疗手段可以选择，包括射频消融、动脉化疗栓塞、乙醇注射、冷冻治疗、放射治疗、分子靶向治疗、免疫治疗和中医药治疗等。

（1）肝癌射频消融是近几年新兴的一种较有效的治疗方法。治疗原理是在B超引导下穿刺肿瘤，利用射频的热效应，加热肝组织，在靶区内引起热凝固，通俗点说就是"烧死"肿瘤，能达到与肝癌切除相媲美的根治效果。适用于较小的单发肝癌，并远离重要血管，肝癌手术切除术后复发或肝功能储备功能差不能耐受手术切除的肝癌患者。

（2）肝动脉介入栓塞化学治疗也是治疗肝癌的常用手段，即经股动脉超选择插管至肝动脉，注入栓塞剂或抗癌药，常用于无法手术切除的中晚期肝癌患者，能够达到控制疾病延长生存时间的目的。由于肝癌对化疗药物敏感性差，原则上不作全身化学治疗。

（3）最近几年问世的新的分子靶向药物索拉非尼可以延缓肿瘤进展，能一定程度上延长生存期，但该药物价格较为昂贵，同时可能会伴有腹泻、皮疹、高血压、手足综合征等较严重不良

反应，效果还需进一步评价。

（4）放射治疗尤其是γ刀治疗对胆管细胞癌有一定疗效。

（5）中医中药治疗肝癌是我国的特色，临床上多与其他疗法配合使用。但由于中药成分复杂，进入体内的药物主要靠肝脏解毒，因此肝功能已有损害的患者，服用中药可能进一步加重肝脏负担。临床上不乏服用中药后出现急性肝衰竭需行紧急肝移植的病例。

2.45　转移性肝癌能手术治疗吗

转移性肝癌又称继发性肝癌，是指身体其他部位的癌肿转移至肝脏，并在肝内继续生长、发展，其组织学特征与原发肿瘤相同。由于肝脏接受肝动脉和门静脉双重血供，血流量异常丰富，全身各脏器的恶性肿瘤大多可转移至肝脏。在原发性肝癌发病率低的区域，如北美洲和西北欧等地，继发性肝癌的发病率相对较高，为原发性肝癌的13~64倍，中国转移性肝癌发病率为原发性肝癌的2~4倍。

以往认为肿瘤转移到肝脏，已属晚期，预后悲观。但近年来的资料表明，继发性肝癌如能早期发现并治疗，采取外科手术切除可获得痊愈或延长生命的明显疗效，故对继发性肝癌的诊断、治疗应持积极态度。具体为，如癌肿单发或局限于半肝内，而原发灶又可被切除，则在切除原发灶的同时，切除肝转移灶；如果原发灶切除一定时期后才出现孤立的或局限半肝内的转移癌结节，未发现其他部位转移，也适宜手术切除。

2.46 哪些肝血管瘤需要治疗

肝血管瘤是一种较为常见的肝脏良性肿瘤，临床上以海绵状血管瘤最多见，肿瘤生长缓慢，病程常达数年以上。本病多见于女性，可发生于任何年龄，但以30~50岁多见。本病可单发，也可多发。肿瘤大小不一，大者可达10余千克。瘤体较小时无任何临床症状。增大后主要表现为肝大或压迫胃、十二指肠等邻近器官，引起上腹部不适、腹胀、嗳气、腹痛等症状。体格检查：腹部肿块与肝相连，表面光滑，质地柔软，有囊性感及不同程度的压缩感，有时可呈分叶状。根据临床表现，超声、肝动脉造影、CT或MRI等检查，不难诊断。

手术切除是治疗肝海绵状血管瘤最有效的方法。但小的、无症状的肝海绵状血管瘤不需治疗，可每隔6个月作B超检查，以动态观察其变化。一般对肿瘤直径>10厘米；直径5~10厘米但位于肝边缘，有发生外伤性破裂危险；或肿瘤虽小（直径3~5厘米）而有明显症状者，则可根据病变范围作手术治疗。

2.47 肝血管瘤有哪些治疗方法

手术切除是治疗肝海绵状血管瘤最有效的方法。目前常用的方法是肝部分切除或血管瘤剥除术。

（1）肝切除术：肝血管瘤患者多无肝硬化病史，有较好的肝脏代偿功能，能耐受较大范围的肝切除手术。对于巨大肝血管瘤或多发血管瘤，通常可行规则性肝段、肝叶切除术，甚至半肝切除术，但肝切除量不可超过全肝的70%~75%。肝切除治疗肝血管瘤的主要问题是控制出血，由于血管瘤血供丰富，瘤体本身易出血，从而增加手术难度，甚至有时术中操作不当可导致难以控制的大出血，能否控制出血是手术成功与否的关键。

（2）肝血管瘤剥除术：肝血管瘤多呈膨胀性生长，可压迫正常肝组织和胆管、血管形成一层薄的纤维包膜。该界面血管少，可沿该界面进行钝行分离，剥脱出血管瘤，即为"血管瘤包膜外剥除术"，可达到出血少、彻底切除病灶的目的。多个大样本的临床研究对肝切除术和血管瘤剥离术进行比较发现，剥离术的手术时间和出血量均明显少于肝切除术，对肝脏损伤轻，最大限度地保留了正常肝组织，患者术后恢复快，胆瘘发生率降低。目前为国内外许多学者所推崇，已成为治疗肝血管瘤的主要术式。

（3）腹腔镜肝切除术：腹腔镜肝切除技术已日趋成熟，其创伤小、恢复快等微创优势十分明显，应用率逐年增加。腹腔镜下左外叶和左半肝切除有望成为治疗肝血管瘤的标准术式。随着腹腔镜技术的发展和突破，腹腔镜肝切除治疗肝血管瘤这种手术方式将具有广阔的应用前景。

（4）肝移植术：肝血管瘤为良性病变，肝移植术仅用于不可切除的巨大肝血管瘤，目前尚未广泛开展。

（5）肝动脉结扎术：主要用于无法切除的巨大血管瘤。肝血管瘤通常由肝动脉供血，结扎肝动脉后可暂时使瘤体缩小变软。但由于侧支循环的存在，疗效多难以维持，长期效果有限。由于近年来新技术的采用，以往认为不能切除的血管瘤现已能在技术条件较优越的肝胆外科中心安全切除，故单纯肝动脉结扎术治疗肝血管瘤已很少采用。

2.48 胆道蛔虫症有何临床表现

胆道蛔虫症是肠道蛔虫病中最严重的一种并发症。虽然多见于儿童、晚期孕妇，但也可见于年老体弱者。它是由各种原因引起的肠道蛔虫运动活跃，并钻入胆道而出现的急性上腹痛或胆道感染。

蛔虫成虫寄生于小肠中下段，有喜碱厌酸、钻孔习性。蛔虫进入胆道后，其机械刺激可引起括约肌强烈痉挛收缩，出现胆绞痛，尤其部分钻入者，刺激症状更频发，在其完全进入胆道或自行退出后，症状可缓解或消失。进入胆道的蛔虫大多数死在胆道内，其尸体碎片将成为以后结石的核心。

本病初发时剧烈腹痛与体征不成比例，此点是本病的特点。腹痛常为突然发作的剑突下钻顶样剧烈绞痛，多为阵发性、间歇发作，持续时间长短不一。疼痛过后，可突然缓解，如常人安静或戏耍，或精神萎靡。这种症状是胆道蛔虫病的特点，有助诊断。早期虽然上腹绞痛，但腹软或仅上腹深在轻微压痛，无其他阳性体征，与其他急腹症显著不同。

B型超声可见胆道内典型的蛔虫影像，可确诊。

2.49 如何防治胆道蛔虫症

（1）预防：胆道蛔虫症的发病率近年来已显著下降，这与人们饮食习惯和卫生条件改善有关。对老年人而言，良好的卫生习惯是预防胆道蛔虫症的最好方法。

1）养成良好的卫生习惯，饭前便后洗手。胆道蛔虫症患者的蛔虫来源于肠道。而肠蛔虫病是一种传染病，传染源是蛔虫病患者或带虫者。感染性虫卵通过口腔被吞入肠道而使被感染者成为带虫者。所以只有把好传染源，切断传播途径才能彻底根除肠道蛔虫病的发生。

2）肠道有蛔虫的患者，在进行驱虫治疗时，用药剂量要足，以确保将虫彻底杀死。否则因蛔虫轻度中毒而运动活跃，到处乱窜，极有可能钻入胆道而发生胆道蛔虫症。

（2）治疗：治疗原则包括解痉、镇痛、利胆、驱虫、控制感染等。大多数患者经非手术疗法可治愈，仅少数伴有严重并发症者需手术治疗。

1）非手术治疗：①解痉止痛：阿托品、山莨菪碱（654-2）等肌内注射或静脉注射，可解除平滑肌痉挛所引起的绞痛。绞痛剧烈，在诊断明确时可应用哌替啶（度冷丁）。②利胆驱虫：发作时可口服食醋、驱虫药，如33%硫酸镁或排虫中药（乌梅汤）等。③控制感染：病初可暂不用抗生素，如并发胆道感染则使用合适抗生素。④经纤维十二指肠镜：置于圈套器将蛔虫体套住后取出，对嵌顿在十二指肠乳头或钻入胆总管内的蛔虫均可取出。

2）手术治疗：手术指征：①并发急性化脓性胆管炎、胆囊炎，非手术治疗中病情恶化者；②并发肝脓肿、胆道出血、腹膜炎、败血症、中毒性休克者；③并发急性胰腺炎或胆道蛔虫与结石并存者；④非手术治疗5~7天不能缓解并有病情恶化者。

基本手术方式为胆总管切开探查、取净肝内外胆管中蛔虫或结石、引流胆管，以减轻中毒症状。术后驱虫治疗，防止胆道蛔虫症复发。

2.50 胆石症有几种类型

胆石症包括胆囊结石和胆管结石，是常见病和多发病。随着人民生活水平的提高，卫生条件的改善，我国胆石症的发病情况发生了很大的变化。在我国，胆结石已由以胆管的胆色素结石为主要成分逐渐转变为以胆囊胆固醇为主要成分。

胆石的化学组成为胆固醇和胆色素。胆固醇在胆固醇结石中含量为60%~70%，在纯胆固醇结石中超过90%，在胆色素结石中含量应低于40%。根据化学组成，胆石常分为以下三类。

（1）胆固醇结石：80%位于胆囊内。呈白黄、灰黄或黄色，形状和大小不一，小者如砂粒，大者直径达数厘米。质硬表面多光滑。

（2）胆色素结石：又分为两种，一种是无胆汁酸、无细菌、质硬的黑色胆色素结石，由不溶性的黑色胆色素多聚体、各种钙盐和黏液糖蛋白组成，几乎均发生在胆囊内，常见于溶血性贫血、肝硬化、心脏瓣膜置换术后患者；另一种为有胆汁酸、有细菌、质软易碎的棕色胆色素结石，主要发生于胆管。

（3）混合性结石：由胆红素、胆固醇、钙盐等多种成分混合组成。

胆石可发生在胆管系统的任何部位，根据发生部位分为：①胆囊内的结石为胆囊结石；②左右肝管汇合部以下的，包括肝总管结石和胆总管结石，为肝外胆管结石；③汇合部以上的为肝内胆管结石。

2.51 胆囊结石是如何形成的？为何老年人易患胆囊结石

胆囊结石的形成原因迄今仍未完全明确，多年来的研究已证明，胆囊结石是在多种因素影响下，经过一系列病理生理过程而形成的。这些因素包括胆汁成分的改变、胆固醇呈过饱和状态、胆囊功能异常及胆道感染等。

（1）代谢因素：正常胆囊胆汁中胆盐、卵磷脂、胆固醇按比例共存于一稳定的胶态离子团中。一般胆固醇与胆盐之比为1:20~1:30，如某些代谢原因造成胆固醇量增加，或胆盐、卵磷脂减少，当其比例高于1:13以上时，胆固醇就会析出，经聚合形成较大结石。老年人血内胆固醇含量明显增高，故老年人易患此病；特别是肝功能受损的老年人，胆盐分泌减少也易形成结石。

（2）胆系感染：大量文献记载，从胆石核心中已培养出伤寒杆菌、链球菌、魏氏芽孢杆菌、放线菌等，足见细菌感染在结石形成上有着重要作用。细菌感染除引起胆囊炎外，其菌落、脱落上皮细胞等可成为结石的核心，胆囊内炎性渗出物的蛋白成分可成为结石的支架。老年人抵抗力下降，易发生胆道感染，故得胆囊结石概率增加。

（3）其他：老年人胆囊收缩功能下降，致胆汁淤滞、胆汁pH值过低、维生素A缺乏等，也是结石形成的原因之一。

2.52 胆管结石是如何形成的

胆管结石按其来源可分为继发性胆管结石和原发性胆管结石两类。

（1）继发性胆管结石：继发于胆囊结石。系某些原因胆囊结石掉入胆总管，多发生在结石性胆囊炎病程长、胆囊管扩张、结石较小的病例中，其发生率为14%。

（2）原发性胆管结石：可能与胆道感染、胆道寄生虫感染（尤其蛔虫感染）、胆管狭窄有关。胆道的感染、梗阻在结石的形成中互为因果相互促进。

当胆道感染时，大肠埃希菌产生 β-葡萄糖醛酸苷酶，活性很高，可将胆汁中的结合型胆红素（溶于水）水解成非结合型胆红素（不溶于水），后者再与胆汁中钙离子结合成为不溶于水的胆红素钙，沉淀后即成为胆色素钙结石。

胆道蛔虫病所引起的继发胆道感染更易发生此种结石，这是由于蛔虫残体、虫卵及其带入的细菌、炎性产物可成为结石的核心。

胆管狭窄势必造成胆汁滞留，胆色素及胆固醇更易沉淀析出，形成结石。当并发慢性炎症时，则结石形成过程更为迅速。

2.53 胆囊结石有哪些临床表现

胆囊结石的症状取决于结石的大小和部位，以及有无阻塞和炎症等。约50%的胆囊结石患者终身无症状，即所谓隐性结石或静息性胆囊结石。

较大的胆囊结石可引起中上腹或右上腹闷胀不适、嗳气和厌食油腻食物等消化不良症状。较小的结石每于饱餐、进食油腻食物后，或夜间平卧后阻塞胆囊管而引起胆绞痛和急性胆囊炎。由于胆囊的收缩，较小的结石有可能通过胆囊管进入胆总管而发生梗阻性黄疸，然后部分结石又可由胆道排入十二指肠，部分结石则停留在胆管内成为继发性胆管结石。结石亦可长期梗阻胆囊管而不发生感染，仅形成胆囊积液，此时便可触及无明显压痛的肿大胆囊。胆囊结石在无感染时，一般无特殊体征或仅有右上腹轻度压痛。但当有急性感染时，可出现中上腹及右上腹压痛、肌紧张，有时还可扪及肿大而压痛明显的胆囊，莫菲征常阳性。

如果胆囊结石嵌顿持续不缓解，胆囊会继续增大，甚至会并发感染，从而进展为急性胆囊炎。如果治疗不及时，少部分患者可以进展为急性化脓性胆囊炎，严重时可以发生胆囊穿孔，临床后果严重。

因胆囊结石等胆道疾病反射性引起心脏功能失调或心律的改变而导致的一组临床症候群称为胆心综合征，而患者的冠状动脉或心脏并无器质性病变。

2.54　哪些胆囊结石需要手术治疗

研究胆囊结石治疗方法的历史较长，方法较多，但仍以外科手术治疗为主。

近年出现许多对胆囊结石病的非手术治疗方法，有的曾风行一时，但最终未能通过实践的检验。如口服药物溶石治疗、接触性溶石治疗、体外震波碎石等。一些介入性治疗旨在取除结石而保存胆囊，即"保胆取石"，因保留了形成结石的温床——病变胆囊，存在结石复发率高的弊端，不被主流医学界认同，尤其不被欧美医学界认同。

经过100多年实践的检验，胆囊切除术仍是当今治疗胆囊结石的首选方法。微创手术是当前外科学发展的趋势，首选腹腔镜胆囊切除治疗，与经典的开腹胆囊切除相比同样效果确切，但损伤小。没有腹腔镜条件也可作小切口胆囊切除。

对于有症状和（或）并发症的胆囊结石应行胆囊切除术。无症状的胆囊结石一般不需积极手术治疗,可观察和随诊,但下列情况应考虑行手术治疗:①结石直径>2厘米;②伴有胆囊息肉,直径>1厘米;③胆囊壁增厚;④胆囊萎缩、胆囊壁钙化或瓷性胆囊;⑤儿童胆囊结石;⑥并发糖尿病;⑦有心肺功能障碍;⑧边远或交通不发达地区、野外工作人员;⑨发现胆囊结石10年以上;⑩胆囊充满型结石,虽无明显临床症状,实际上胆囊已无功能。

2.55 胆囊结石是否会癌变

一般认为胆囊癌与长期患胆囊结石有关,60%~80%的胆囊癌伴有胆囊结石。胆囊癌与胆结石并存的患者,多数胆结石发生在癌之前。有6%~9%的病例因急性胆囊炎施行胆囊造瘘术后发现胆囊癌,这些病例均已排除了胆囊造瘘手术时漏诊胆囊癌的可能性。

胆囊结石并发胆囊癌的概率为0.5%~1%,随着年龄增长,患胆结石患者的胆囊癌发病率升高。胆囊结石直径大于1厘米者,引起癌变的可能性增大。直径大于2厘米的胆囊结石比直径在2厘米以下者发生胆囊癌的危险性增大5倍。结石直径在3厘米以上者发生胆囊癌的比例可高达10%。因此,对于胆囊结石大于2厘米者,即使无症状,也应及时手术治疗。

2.56 与传统开腹胆囊切除术相比,腹腔镜胆囊切除术有
何优势

随着微创外科技术的发展,腹腔镜越来越被大家所熟知,腹

腔镜胆囊切除术（LC）已成为治疗胆囊结石的"金标准"术式，以其创伤小、恢复快为明显特点，为广大患者所认同。腹腔镜胆囊切除术仍需遵循开腹胆囊切除术的治疗原则，随着手术经验的不断丰富，器械设备的不断完善，LC的手术适应证正在扩大，也越来越受到胆囊结石患者的欢迎。LC具有以下技术优势：

（1）手术是在腹腔镜直视下进行，可清楚地将胆囊表面及周围组织、解剖学情况尽收眼底，清晰放大的手术视野结合先进的内镜设备，基本不损伤人体组织。

（2）腹腔镜下胆囊切除术的治愈率高达98％以上（炎症粘连严重者只能中转开刀）。

（3）手术切口小，符合美观需求。

（4）胆管损伤发生率、胆漏发生率低，术后腹腔内出血少，对脏器功能干扰轻。

（5）术后恢复快，患者术后第一天即可下床活动、进食，术后平均2~3天出院。

（6）与传统术式相比，本手术对患者年龄、身体能否耐受等基本状况，无绝对禁忌证。

2.57 哪些患者适合做腹腔镜胆囊切除术

LC适应证范围与手术者实际操作水平有很大关系。随着术者手术经验的积累，可将原来被认为是禁忌证或相对禁忌证的部分患者纳入手术适应证范围。

（1）腹腔镜胆囊切除手术适应证：①各种有症状的胆囊结石；②有症状的非结石性慢性胆囊炎；③胆囊息肉样病变：有症状的胆囊息肉，或息肉直径大于1厘米，特别是单发、基底宽、短期迅速增大者；④急性胆囊炎；⑤无症状胆囊结石，结石直径大于2厘米或充满型结石；⑥无症状胆囊结石，并发糖尿病、心血管疾病，在病情控制良好时期。

（2）腹腔镜胆囊切除手术禁忌证：多数学者对下列患者实施LC持慎重态度，对无丰富经验的肝胆外科医师应视为禁忌证：①有肝、胃等上腹部手术史；②胆囊结石并发化脓性胆管炎；③胆源性坏死性胰腺炎；④慢性胆囊结石伴有腹腔严重感染；⑤伴有严重出血性疾病；⑥伴有严重的肝硬化、门静脉高压症；⑦妊娠期胆囊结石；⑧Mirizzi综合征；⑨高龄（≥80岁）或一般情况差，估计难耐受气腹或手术者。

2.58 胆总管结石与胆囊结石的临床表现有何区别

近20年来，我国胆总管结石的发病率有明显降低趋势。结石主要导致：①急性和慢性胆管炎；②全身感染：胆管梗阻后，胆道内压增加，感染胆汁可逆向经毛细胆管进入血液循环，导致脓毒症；③肝损害：梗阻并感染可引起肝细胞损害，甚至可形成胆源性肝脓肿，反复感染和肝损害可致胆汁性肝硬化；④胆源性胰腺炎：结石嵌顿于壶腹时可引起胰腺的急性或慢性炎症。

由于胆管结石与胆囊结石发病机制不同，其临床表现也不同。一般无症状或仅有上腹不适，当结石造成胆管梗阻时可出现腹痛或黄疸，如继发胆管炎时，可有较典型的Charcot三联征，即腹痛、寒战高热、黄疸的临床表现。

（1）腹痛：发生在剑突下或右上腹，多为绞痛，呈阵发性发作，或为持续性疼痛阵发性加剧，可向右肩或背部放射，常伴恶心、呕吐。

（2）寒战高热：胆管梗阻继发感染导致胆管炎时，约2/3的患者可在病程中出现寒战高热，一般表现为弛张热，体温可高达39~40℃。

（3）黄疸：胆管梗阻后可出现黄疸，其轻重程度、发生和持续时间取决于胆管梗阻的程度、部位和有无并发感染。出现黄疸时常伴有尿色变深，粪色变浅，完全梗阻时呈陶土样大便；随着黄疸加深，不少患者可出现皮肤瘙痒。

感染严重可出现休克和精神异常（Reynolds五联征），长期胆道梗阻和反复炎症可导致胆汁性肝硬化，继而出现门静脉高压症。

2.59　胆总管结石该如何治疗

不同于胆囊结石，由于胆总管结石容易造成胆道梗阻、感染、休克、胰腺炎等各种风险，因此临床上一旦诊断为胆总管结石，需积极准备手术治疗。手术原则为取尽结石、解除胆道梗阻、保持胆汁引流通畅。手术方式有：

（1）胆总管切开取石：适用于单纯胆总管结石，胆管上、下端通畅，无狭窄或其他病变者。若伴有胆囊结石和胆囊炎，可同时行胆囊切除术。可采用开腹或腹腔镜手术。为防止和减少结石遗留，术中可采用胆道造影或纤维胆道镜检查。术中胆道镜能明确肝外胆管是否有残石及狭窄，为一期缝合提供可靠地保证。如基层医院条件不允许，也可以在胆总管内留置橡胶"T"管引流，供术后造影或胆道镜检查、取石。

（2）胆肠吻合术：亦称胆汁内引流术。近年已认识到内引流术使Oddi括约肌丧失了功能，因此使用逐渐减少。仅适用于：

①胆总管远端炎症狭窄造成的梗阻无法解除；②胆管与胰管汇合部异常，胰液直接流入胆管，长期可能致胆管癌；③胆管因病变需部分切除，无法再吻合。常用的吻合方式为胆管空肠Roux-en-Y吻合。胆肠吻合术后，胆囊的功能已消失，故应同时切除胆囊。

（3）经十二指肠内镜取石：近年对单纯的胆总管结石可采取经十二指肠内镜取石，获得良好的治疗效果，对取石过程中行Oddi括约肌切开（EST）的利弊仍有争议。内镜下Oddi括约肌切开也是一种低位的胆总管十二指肠吻合术，术后存在逆行胆道感染可能，应严格掌握手术的适应证。禁忌用于：①有出血倾向或凝血功能障碍者；②乳头开口于十二指肠憩室者；③并发肝内胆管结石者。

2.60 胆总管切开取石后是否一定要放置"T"管引流

开腹胆总管切开、取石、"T"管引流作为治疗胆总管结石的手术方式沿用至今。

放置"T"管的目的为：①胆道减压，减少或防止因胆管压力升高而引起的胆漏；②术后利用"T"管窦道取胆管残余结石；③支撑胆道防止胆道狭窄。

放置"T"管的缺点为：①刺激胆管引起胆管炎、出血，并可能引起胆管结石再生；②丢失胆汁，不利于胃肠功能恢复；③"T"管滑脱有致腹膜炎风险；④"T"管可引起肠梗阻及肠瘘；⑤窦道形成不成熟，拔"T"管时可能引起胆漏；⑥"T"管留置给患者在生活、护理上带来不便；⑦患者带管时间长，住院时间延长，恢复工作时间延长。

鉴于"T"管引流的局限性，近年来胆总管切开取石后一期缝合不放置"T"管的手术逐渐推广。迄今大量国内外临床对照研究分析显示，胆总管切开取石后一期缝合不放置"T"管者术后胆漏等并发症没有明显差异，但生活质量、住院时间等要明显优于放置"T"管的胆总管探查术，因此胆总管切开后一期缝合更能体现现代微创外科的优点，符合外科发展的趋势。

2.61 肝内长结石该怎么办

肝内胆管结石又称肝胆管结石，是我国常见而难治的胆道疾病，约占胆石症的16.1%。肝内胆管结石因复杂，主要与胆道感染、胆道寄生虫、胆管解剖变异等有关。

治疗主要采用手术治疗，原则为尽可能取净结石、解除胆道狭窄、去除病灶、建立通畅的胆汁引流。手术方法包括：

（1）高位胆管切开取石：是最基本的方法，应争取切开狭窄的部位，沿胆总管向上切开，甚至可达2级胆管，直视下或通过术中胆道镜取出结石，直至取净。难以取净的局限结石需行肝切除。

（2）胆肠吻合术：高位胆管切开后，常需同时行胆肠吻合手术，多采用肝总管空肠Roux-en-Y吻合术。但该方法不能作为对胆管狭窄、结石病灶的替代处理方法。当Oddi括约肌仍有功能时，应尽量避免行胆肠吻合手术。

（3）肝切除术：肝内胆管结石反复并发感染可引起局部肝的萎缩及纤维化。切除病变部分的肝，包括结石和感染的病灶、不能切开的狭窄胆管，去除了结石的再发源地，可防止病变肝段的癌变，是治疗肝内胆管结石的积极的方法。

（4）残留结石的处理及预防复发：肝内胆管结石手术后结

81

石残留较常见，有20%~40%。因此，后续治疗对减少结石残留有重要的作用。治疗措施主要为术后经"T"管窦道胆道镜取石。熊去氧胆酸（口服优思氟）对预防肝内胆管结石有一定作用。

2.62 胆囊息肉有哪些类型

胆囊息肉是形态学的名称，泛指向胆囊腔内突出或隆起的病变，可以是球形或半球形，有蒂或无蒂，多为良性。病理上可分为以下几种类型：

（1）非肿瘤性病变：其中以胆固醇息肉最为多见，其次为炎症性息肉、腺瘤样增生及腺肌瘤等。

1）胆固醇息肉：胆固醇沉着是胆囊息肉的重要病因，到目前为止未见有癌变报道。

2）炎症性息肉：为炎症刺激所致的一种肉芽肿，直径约5毫米，单发或多发。息肉周围的胆囊壁有明显炎症，至今尚无癌变报道。

3）腺瘤样增生：既非炎症也非肿瘤的增生性病变，为黄色质软的疣状物，直径约为5毫米，单发或多发。有癌变可能。

4）腺肌瘤：医学上又称为腺肌增生症，腺肌瘤是既非炎症、也非肿瘤的增生性病变，也可能癌变。

（2）肿瘤性病变：此类病变中以良性的腺瘤为主，恶性者主要为胆囊癌。

1）腺瘤：多为单发，有蒂息肉，外形可呈乳头状或非乳头状，恶变率约为30%，癌变机会与腺瘤大小呈正相关，是胆囊最常见的良性肿瘤，女性比较多见，男女性之比约为2:7，大多数为单发，少数多发，可发生于胆囊的任何部位，部分病例同时伴有胆囊结石，单纯的胆囊腺瘤临床上可无任何症状。

2）腺癌：分为乳头型、结节型及浸润型。前两者为隆起性病变，而浸润型不属于胆囊息肉样病变。因此，表现为胆囊息肉样病变的胆囊癌往往为早期，预后良好。

2.63 哪些人易患胆囊息肉

流行病学研究显示，胆囊息肉好发年龄为23~55周岁,男性多于女性,有下列情形者较易患此病：

（1）不吃早餐及很少吃早餐、饮食不规律。

（2）经常饮酒及进食高胆固醇食物、肥肉海鲜、动物内脏、辛辣刺激性食物。

（3）社会生活及工作的压力较大，经常出现烦躁易怒，情绪抑郁，体育活动较小。

（4）工作紧张经常熬夜及生活不规律。

此外，男性肥胖与其存在一定的相关性，而女性则无此相关性。

2.64 哪些胆囊息肉需要手术治疗

胆囊息肉除非引起胆囊炎，否则临床可无表现。手术治疗多采用胆囊切除术，手术方式除传统开腹胆囊切除以外，目前首选腹腔镜胆囊切除。

胆囊息肉的手术指征为：①单发息肉，直径>10毫米；②多发息肉，有症状；③胆囊颈部息肉，影响胆囊排空；④并发胆囊结石，癌变概率增大；⑤多发息肉但短期内有明显增大趋势或胆囊壁增厚；⑥年龄>50岁。

2.65 如何预防胆囊息肉

（1）饮食要有规律：早餐要吃好。胆囊中的胆汁有消化食物的作用。患者如果饮食没有规律，尤其是不吃早餐，则胆囊分泌的胆汁得不到利用，导致胆汁在胆囊中滞留时间过长，从而刺激胆囊形成胆囊息肉或使原来的息肉增大或增多。

（2）要坚持低胆固醇、低脂饮食：胆固醇摄入过多，不仅会加重患者肝脏的负担，而且还可以造成多余的胆固醇在胆囊壁上结晶、积聚和沉淀，从而形成胆囊息肉。所以，患者应降低胆固醇的摄入量，尤其是晚餐更不能食用高胆固醇食物，如鸡蛋、动物内脏、无鳞鱼、海鲜及肥肉等。

（3）要保证健康的生活方式：患者要克服平时不健康的生活习惯，禁烟酒及含乙醇类饮料，避免经常熬夜，要保持良好的心理状态，经常参加一些体育锻炼增强体质，增强机体的抗病能力。必要时也可取山楂、菊花、决明子等做成药茶经常饮用，以达到降低胆固醇的目的。

2.66 胆囊癌的常见病因有哪些

胆囊癌多发生于50岁以上的中老年女性，男性较少，女性与男性比例为3~4:1。90％的患者发病年龄超过50岁，平均为59.6岁，国内统计约占肝外胆道癌的25％。

病因尚不十分清楚。但是流行病学显示，70％的胆囊癌与胆结石存在有关，从发生胆囊结石至发生胆囊癌可长达10~15年；

胆囊癌并发胆囊结石的是无结石的13.7倍，结石直径3厘米的患者的发病率是1厘米的10倍，说明胆囊癌的发生是胆囊结石长期的物理刺激，加上黏膜的慢性炎症、感染细菌的产物中有致癌物质等因素综合作用的结果。此外，可能的致癌因素还有多年以前的胆囊空肠吻合、完全钙化的"瓷化"胆囊、胆囊腺瘤、胆胰管结合部异常、溃疡性结肠炎等。

胆囊结石引起胆囊癌的发生率虽相当低，但胆囊癌即使经手术治疗，预后也差，所以患有慢性胆囊炎伴结石并且反复发作者，应尽早手术切除胆囊，以免后患无穷。

2.67　胆囊癌有哪些临床表现？确诊应做哪些检查

主要临床表现为：有长期慢性胆囊炎病史，当发生癌症后病情突然恶化，右上腹持续性隐痛，食欲缺乏，恶心或伴呕吐，晚期可出现黄疸，且进行性加深，伴有发热、腹水等症状。

对于怀疑胆囊癌者，需完善以下检查：

（1）超声检查：B超检查简便、无损伤，可反复使用，其诊断准确率达90%以上，为诊断胆囊疾病的首选检查方法。

（2）CT扫描：CT扫描对早期胆囊癌的诊断不如超声检查。但对于已经超声检查发现高度可疑胆囊癌的患者，增强的CT检查是有必要的。一般均可见到病变组织有丰富的血供。如果肿瘤侵犯肝脏或有相关的淋巴结转移，多能在CT影像下显示。

（3）MRI检查：MRI一般不作为胆囊癌的首选或者必要检查项目，只是在需要判定病变是否累及肝脏或者当患者出现梗阻性黄疸时可以考虑做MRI。

（4）PET-CT：作为相对定性的检查项目，在排除急性胆囊炎的前提下，该检查有助于对胆囊占位性病变做出定性诊断，并有助于判定是否有胆囊以外的病变存在，但是价格较昂贵，而且当并发急性胆囊炎时容易出现假阳性结果，所以一般不作为常规检查。

（5）实验室检查：当胆囊病变出现癌变时一般会伴随有肿瘤标记物水平的升高。检查血清肿瘤标记物（CEA、Ca19-9等）是否升高有助于对胆囊癌进行定性诊断，但早期的癌变可能并不表现出升高，或者当并发其他消化道疾病及某些肿瘤时该检查会有假阳性结果出现。

2.68 胆囊癌应如何治疗

治疗首选手术切除。化学治疗或放射治疗效果均不理想。应根据病变的程度选择手术方法。

早期胆囊癌的治疗以手术切除为首选方案。只要患者一般情况许可，应尽可能争取手术切除病变的胆囊，并根据病理结果决定是否进行扩大的清除手术。一般认为当病变累及胆囊肌层时应该进行扩大清扫手术，包括切除胆囊附近的肝脏组织及肝十二指肠韧带的软组织并对引流胆囊区域的淋巴结进行清扫，当怀疑有肝外胆道受累时可以考虑行肝外胆管切除。

对于晚期胆囊癌的治疗则要具体情况具体分析，一般认为，对伴有淋巴结转移的患者进行扩大切除手术，其远期生存率无明显提高。目前已知的化学治疗药物对胆囊癌的疗效均不理想。针对局部残余或者复发的病灶，放射治疗可以控制其生长速度，延长生存时间。

临床见到的胆囊癌多属晚期，根治切除率低（20%），术后

1年生存率小于80％，5年生存率小于5％。总体疗效比肝癌和胰腺癌差。

2.69　胆管癌的常见病因及临床表现有哪些

胆管癌是指发生在肝外胆管，即左、右肝管至胆总管下端的恶性肿瘤。随着诊断水平的提高，本病已常见，多发于50~70岁，男女性比例约为1.4∶1。无痛性黄疸是胆管癌患者就诊时最主要的临床表现，占90％以上，黄疸逐渐加深，大便灰白。半数患者伴皮肤瘙痒和体重减轻。少数无黄疸者主要有上腹部疼痛，晚期可触及腹部肿块。

胆管癌的病因目前尚不清楚，下列因素可能在胆管癌的发病中起一定的作用。

（1）胆管结石和胆道感染：约1/3的胆管癌患者并发胆管结石，而5％~10％的胆管结石患者将会发生胆管癌，一般认为是肝内胆管结石对胆管壁的长期机械刺激及其所引起的慢性胆道感染和胆汁淤积等因素导致胆管壁的慢性增生性炎症，继而引起胆管上皮的不典型增生，可逐渐癌变。

（2）华支睾吸虫：在东南亚，由于吃生鱼感染肝吸虫导致胆道感染、胆汁淤滞、胆管周围纤维化和胆管增生，是导致胆管癌发生的因素之一。

（3）胆管囊性扩张症：据报道，2.8％~28％的胆总管囊肿患者有癌变，囊肿内结石形成、细菌感染，特别是由于汇合部发育异常导致胰液反流，是导致癌变发生的主要原因。

（4）原发性硬化性胆管炎：为一种自体免疫性疾病，是与炎症性肠病密切相关的慢性胆汁淤积性肝病。原发性硬化性胆管炎一般认为是胆管癌的癌前病变，大多数患者在诊断后的2年半内发现患有胆管癌。

（5）致癌剂：放射性核素，如钍；化学物品，如石棉、亚硝酸胺、二噁英、多氯化联苯等；药物，如异烟肼、卡比多巴（甲基多巴肼）、避孕药等都可致胆管癌。

（6）其他：已有报道结肠切除术后，结肠炎及慢性伤寒杆菌带菌均与胆管癌的发病有关。

2.70　胆管癌应如何治疗

根据肿瘤生长的部位，胆管癌分为上段、中段、下段胆管癌，上段胆管癌又称肝门部胆管癌，位于左右肝管至胆囊管开口以上部位，占50%~75%；中段胆管癌位于胆囊管开口至十二指肠上缘，占10%~25%；下段胆管癌位于十二指肠上缘至十二指肠乳头，占10%~20%。

治疗胆管癌，化疗和放疗效果不肯定，主要采取手术治疗，各个部位的手术切除方法不尽相同。胆管癌切除手术应争取作根治性切除，即使姑息性切除也比单纯引流疗效好。

（1）上段胆管癌：手术切除十二指肠以上的肝外胆管、胆囊，包括肿瘤在内的左右肝管，同时清除肝十二指肠韧带内的所有淋巴结及结缔组织（肝十二指肠韧带骨骼化清扫）。

（2）中段胆管癌：切除肿瘤及距肿瘤边缘0.5厘米以上的胆管、肝十二指肠韧带骨骼化清扫、肝总管空肠Roux-en-Y吻合术。

（3）下段胆管癌：需行胰头十二指肠切除术。

2.71 急性胰腺炎分为哪几类

急性胰腺炎是指由多种病因引起的胰酶激活，继以胰腺局部炎症反应为主要特征，伴或不伴有其他器官功能改变的疾病。病理上急性胰腺炎有单纯水肿型和出血坏死型两种。

临床上，急性胰腺炎分为轻症急性胰腺炎和重症急性胰腺炎。轻症急性胰腺炎具备急性胰腺炎的临床表现和生化改变，而无器官功能障碍或局部并发症，对液体补充治疗反应良好。重症急性胰腺炎兼具有局部并发症（胰腺坏死、假性囊肿、胰腺脓肿）或器官衰竭。

但是随着对疾病研究的不断深入，2012年来自多个国家的胰腺病及影像学家通过网络会议形成了一个急性胰腺炎分类标准最新共识。

新的分级标准将急性胰腺炎分为两期：早期和晚期。早期一般是指时间＜1周，有可能延长至第2周。晚期急性胰腺炎的特点是持续的系统性炎症反应或出现局部并发症，只出现在中度或重度急性胰腺炎中。根据严重程度急性胰腺炎可分为轻度、中度和重度。轻度是最常见的急性胰腺炎，没有器官衰竭、局部或系统并发症，一般在起病1周内恢复。中至重度指有局部并发症或者并发症恶化，有短暂的而非持续性器官衰竭。重度则指持续性器官衰竭时间大于48小时。

局部并发症包括胰周积液、胰腺和周围组织坏死（非感染性或感染性）、胰腺假性囊肿、包裹性胰腺坏死（非感染性或感染性）。

2.72 急性胰腺炎是由什么原因引起的

本病的病因有多种，主要与胆道疾病或过量饮酒有关，常见的发病原因如下。

（1）梗阻：是本病最常见的原因。由于胆总管与主胰管常有共同通路，当局部因素引起胆、胰管共同开口梗阻，胆汁可逆流入胰管，使胰酶活化；梗阻又可使胰管内压力增高，胰小管和胰腺泡破裂，胰液外溢，引起胰腺组织损害。梗阻最常见的原因为胆道疾病，如胆总管下端结石、胆道蛔虫病、十二指肠乳头水肿、Oddi括约肌痉挛、壶腹部狭窄等，以上原因引起的胰腺炎，又称为胆源性胰腺炎；其次是胰管梗阻，胰管结石、肿瘤或十二指肠梗阻等。

（2）酒精中毒：酒精刺激胃酸分泌增多，胃酸在十二指肠又刺激促胰液素和胆囊收缩素的分泌。促使胰液分泌增多。酒精又可引起Oddi括约肌痉挛、水肿，使胰管引流不畅，胰管内压增高，破坏胰腺腺泡。此外，酒精对胰腺还有直接毒性作用。

（3）暴饮暴食：尤其过食高蛋白、高脂肪食物，加上饮酒，可刺激胰腺过量分泌，在伴有胰管部分梗阻时，可发生急性胰腺炎。

（4）高脂血症：发生急性胰腺炎病例中约1/4的患者有高脂血症。

（5）高钙血症：常发生于甲状旁腺功能亢进的患者。钙能诱导胰蛋白酶原激活，使胰腺自身破坏；高钙可产生胰管结石，造成胰管梗阻。

（6）外伤和手术：胃、胆道手术或胰腺外伤引起胰管破裂，使胰液外溢，再加上血运障碍和感染等导致胰腺炎；内镜逆行性胰胆管造影术后，也可并发胰腺炎。

（7）其他：某些药物，如雌激素、口服避孕药、硫唑嘌呤和维生素A等可引起胰腺炎；病毒感染也可引起急性胰腺炎。临床上还有一部分病例未能找出明显的病因，称为特发性胰腺炎。

2.73　急性胰腺炎有何临床表现

临床表现轻重不一。临床经过取决于病变程度及并发症的有无。轻症急性胰腺炎一般1周左右症状可消失，病愈后，胰腺结构和功能恢复正常。重症急性胰腺炎病情重，常需2~3周症状始消退，部分患者病情迅速恶化而死亡。极少数病例起病急骤，突然进入休克而猝死。

（1）腹痛：为本病的主要症状，大多为突然发作，常于饱餐和饮酒后1~2小时发病，疼痛为持续性，有阵发性加剧，呈钝痛、刀割样痛或绞痛，常位于上腹或左上腹，可向腰背部放射，仰卧位时加剧，坐位或前屈位时减轻。当有腹膜炎时，疼痛弥漫全腹。少数老年体弱患者可无腹痛或疼痛极轻微。

（2）发热：大部分患者有中度发热。

（3）恶心、呕吐与腹胀：起病时有恶心、呕吐，有时较频繁，多同时伴有腹胀。

（4）黄疸：较少见，于发病后第二至第三天可出现轻度黄疸，数天后即消退。

（5）休克：仅见于重型胰腺炎。

（6）上腹部压痛：多有左上腹压痛，严重者有肌紧张及反跳痛；重症病例可见胁腹皮肤呈灰紫斑或脐周皮肤青紫。

2.74 急性胰腺炎应如何治疗

急性胰腺炎的治疗，根据病情的轻重应有所不同。原则上轻症胰腺炎采用内科治疗，绝大部分能治愈；重症胰腺炎需内外科协同治疗。

（1）非手术治疗：适用于急性胰腺炎全身反应期、轻症及尚无感染的重症胰腺炎。

1）禁食、胃肠减压：持续胃肠减压可防止呕吐、减轻腹胀并增加回心血量。

2）补液、防治休克：静脉输液，维持循环稳定。对重症患者应进行重症监护。

3）镇痛解痉：在诊断明确的情况下应给予止痛药，同时给予解痉药。

4）抑制胰腺分泌：生长抑素一般用于病情比较严重的患者。

5）营养支持：禁食期主要靠静脉输液补充营养。当血清淀粉酶恢复正常，症状、体征消失后可恢复饮食。

6）抗生素的应用：对重症急性胰腺炎，应经静脉使用致病菌敏感的广谱抗生素。

（2）手术治疗：

1）手术适应证：①不能排除其他急腹症时；②胰腺和胰周坏死组织继发感染；③伴胆总管下端梗阻或胆道感染；④并发肠穿孔、大出血或胰腺假性囊肿。

2）手术方式：最常用的是坏死组织清除加引流术。若继发肠瘘，可将瘘口外置或行近端造瘘术。形成假性囊肿者，可酌情行内、外引流术。

3）胆源性胰腺炎的处理：伴有胆总管下端梗阻或胆道感染的重症急性胰腺炎，宜急诊或早期（72小时内）手术，取出结石，解除梗阻。若有条件可经内镜行Oddi括约肌切开、取石及鼻胆管引流术。

2.75 如何预防急性胰腺炎

近些年来，饮食不当及胆结石成为急性胰腺炎的主要病因。急性胰腺炎治愈后复发的概率也较高。因此，预防急性胰腺炎的发生和复发很有必要。

（1）应提倡良好的生活习惯，忌暴饮暴食和酗酒，忌高蛋白、高脂肪饮食。如为酒精性胰腺炎反复发生的患者，则一定要戒酒，避免过量高蛋白饮食。在疾病恢复初期，饮食以低蛋白、低脂肪为宜，进食量宜逐步递增。

（2）如有胆石症病史，一旦出现急性剑突下及左上腹疼痛则要想到发生急性胰腺炎可能，应及时到医院诊治。

（3）如已明确为胆石症所致的胰腺炎，为预防复发，则一定要治疗胆石症。如是胆囊结石，可行腹腔镜胆囊切除术或外科手术切除；如为胆总管结石或胰管结石，则可行内镜下Oddi括约肌切开取石术。

（4）如有些患者急性胰腺炎反复发作，而病因又不明，则要考虑Oddi括约肌张力过高等少见原因。此时，如要明确病因，请到消化科门诊诊治。

2.76 慢性胰腺炎的病因及临床表现有哪些

慢性胰腺炎是各种原因所致的胰实质和胰管的不可逆慢性炎症，其特征是反复发作的上腹部疼痛伴不同程度的胰腺内、外分泌功能减退。

主要病因是长期酗酒，在我国，则以胆道疾病为主。甲状旁腺功能亢进的高钙血症可形成胰管结石，从而导致本病。此外，高脂血症、营养不良、血管因素、遗传因素、先天性胰腺发育畸形及急性胰腺炎造成的胰管狭窄等均与本病的发生有关。

临床表现为慢性胰腺炎的四联征，即腹痛、体重下降、糖尿病和脂肪泻。腹痛最常见。疼痛位于上腹部剑突下或偏左，常放射到腰背部，呈束腰带状。可有食欲减退和体重下降。约1/3的患者有胰岛素依赖性糖尿病，1/4的人有脂肪泻。少数患者可出现黄疸。

2.77 慢性胰腺炎应如何治疗

慢性胰腺炎治疗目的是减轻疼痛，改善消化功能，促进胰液引流，延缓疾病的进展，不能根治。

（1）非手术治疗：

1）病因治疗：治疗胆道疾病，戒酒。

2）镇痛：要防止药物成瘾，必要时行腹腔神经丛封闭。

3）控制饮食：少食多餐，高蛋白、高维生素、低脂饮食。

4）补充胰酶：对消化不良，特别是脂肪泻患者，应给予外源性胰酶制剂。

5）控制糖尿病：控制饮食并采用胰岛素替代疗法。

（2）手术治疗：

1）胆总管取石：若并发胆石症应行手术取石或内镜下Oddi括约肌切开取石，去除病因。

2）胰管引流术：胰管结石症状明显者可切开胰管，取除结石，与空肠作侧侧吻合。

3）胰腺切除术：有严重胰腺纤维化而无胰管扩张者或不能排除肿瘤者，可根据病变范围行胰腺切除术。

4）对顽固性剧烈疼痛，药物无效时，可施行内脏神经切断术或用无水乙醇注射于内脏神经节周围。

2.78 老年人应如何预防慢性胰腺炎

（1）彻底治疗急性胰腺炎：老年人慢性胰腺炎患者中，有相当一部分有急性胰腺炎病史，与急性胰腺炎未彻底治愈有关。因此，患有急性胰腺炎者必须积极治疗，彻底治愈，以免留下后患。

（2）积极防治相关疾病：胆系疾病是老年人的常见病、多发病。积极防治胆系疾病是预防老年人慢性胰腺炎的重要措施。此外，与本病发病有关的疾病，如甲状旁腺功能亢进、高脂血症等也必须积极防治。

（3）不酗酒，少饮酒：长期酗酒之人易发生慢性酒精中毒，酒精中毒是慢性胰腺炎的重要发病原因之一。因此，从青年开始就应养成不酗酒或只是少量饮酒的良好习惯。如果患有慢性胰腺炎，为防止病情发展，必须彻底戒酒。

（4）饮食有度：避免暴饮暴食对预防本病非常重要。老年人饮食宜清淡，少食辛辣肥甘、醇酒厚味，以防肠胃积热引发本病。

（5）怡情节志，心情舒畅：老年人宜避免忧思、郁怒等不良的精神刺激，心情愉快，则气机调畅，气血流通，可防本病。

2.79 胰腺囊肿有哪些类型

胰腺和胰周囊性病变简称胰腺囊肿，一般可分为真性囊肿、假性囊肿和囊性肿瘤。其中又以假性囊肿在临床上最为常见，而囊性肿瘤的发病率在近年来有上升趋势。

（1）真性囊肿：真性囊肿中较为常见的是潴留性囊肿，多因为胰管外压迫、胰管结石、炎性狭窄等，致使胰管梗阻，胰液潴留而形成。真性囊肿或为先天性胰腺导管发育异常所致，此类又称为先天性囊肿。真性囊肿的内皮细胞仍然具有一定的分泌功能，形成一个衬有完整内皮的囊肿。

（2）假性囊肿：胰腺假性囊肿是在胰腺外伤或炎症发生后，外溢的胰液进入胰腺周围组织形成的囊肿。假性囊肿的囊壁内没有上皮细胞衬托，故名为假性囊肿，它占全部胰腺囊肿的80%以上。

（3）胰腺囊性肿瘤：是胰腺肿瘤的一种特殊类型，约占胰腺肿瘤的1%，占胰腺囊性病变的10%~13%，多发于女性。良性肿瘤包括胰腺浆液性囊腺瘤、黏液性囊腺瘤、胰腺导管内乳头状瘤和实性假乳头状瘤；恶性肿瘤包括黏液性囊腺癌和浸润性胰腺导管内乳头状瘤。其中胰腺浆液性与黏液性囊腺瘤是常见的良性肿瘤，分别占囊性肿瘤的32%~39%与10%~45%。黏液性囊腺瘤有恶变倾向。胰管内乳头状瘤占胰腺囊性肿瘤的21%~33%。

2.80 胰腺囊肿是否需要手术治疗

除胰腺假性囊肿外，其他各类囊肿原则上需手术治疗。单发囊肿一般采用单纯囊肿切除术；胰体尾多发性囊肿则采用胰体尾切除术；胰头部囊肿术前、术中若怀疑有癌变倾向，应行胰十二指肠切除术。手术治疗方法如下：

（1）真性囊肿：原则上采用囊肿切除术。

（2）假性囊肿：一般认为囊肿直径大于6厘米，观察4~6周后无消退，则应考虑手术治疗。手术方式为：①囊肿摘除术：一般仅适用于胰尾部较小的囊肿。②囊肿引流术：对于较大的胰腺假性囊肿，可选择囊肿-空肠内引流术或囊肿-胃吻合术。如果假性囊肿与胃壁紧邻，可经内镜下引流，这种微创技术近年来较为盛行。

（3）囊性肿瘤：胰腺囊性肿瘤无论良恶性，均应及早手术切除，其手术方法是将含有肿块的胰腺部分彻底切除，根据肿瘤所处位置及性状可以选择肿瘤局部切除，胰、十二指肠切除，胰腺中段切除或胰腺体尾部切除术。对于肿瘤的局部切除，因有发生胰瘘的风险，故仍存在争议。

2.81 胰腺癌分哪些类型

胰腺有内分泌和外分泌两种功能，也就有内分泌和外分泌两种细胞。这两种细胞都会发生癌变。

（1）源自内分泌细胞的癌，叫神经内分泌癌，苹果公司总裁乔布斯得的就是这种癌，比较少见。多数恶性程度较低，病程较长，治疗方式与常见的胰腺癌也有所不同。

（2）源自外分泌细胞的癌，就是我们常说的胰腺癌，是一种恶性化程度很高的消化道肿瘤。多发生于中老年人，男女发病比例为1.5∶1。

根据发生部位不同，胰腺癌可分为胰头癌和胰体尾部癌。胰腺癌多发于胰腺头部，约占75%，其次为体尾部，全胰腺发病较少见。病理学上，90%的胰腺癌为导管细胞腺癌，少量为黏液性囊腺癌和腺泡细胞癌。

2.82 哪些人容易得胰腺癌

胰腺癌病因目前尚不清楚，但与饮食、吸烟、饮酒、接触化学药物和慢性胰腺炎等因素有关，特别是饮食和生活习惯。西方人食肉多，饮酒多，胰腺癌的发病率高。因此，胰腺癌也被称为"西方癌"。但近些年来，随着我国人民生活水平的提高，肉食在居民膳食中所占比例越来越高，我国胰腺癌的发病率较20年前大幅升高。每年新增病例为5万~6万例。

高危人群是流行病学调查及预防工作的重点。但目前关于胰腺癌高危人群的定义还没有达成共识，目前医学界通常认为的胰腺癌高危人群包括：①长期吸烟、大量饮酒及有"三高"（高脂肪、高蛋白、高糖）饮食习惯者；②长期接触有害化学物质者；③有胰腺癌家族史者；④年龄大于50岁，有上腹部非特异性不适者；⑤突发糖尿病者，特别是不典型糖尿病；⑥慢性胰腺炎是一个重要的癌前病变，特别是有慢性家族性胰腺炎和慢性钙化性胰腺炎者；⑦患有家族性腺瘤息肉病者。

以上人群如果出现以下情况应该警惕：①腰背部疼痛，消化不良；②非糖尿病患者出现的血糖异常升高，或反复发作的胰腺炎；③短期内体重明显下降。有上述症状者，应该到专科医院重点检查。

这里要着重强调的是，最好在正规医院肝胆胰外科进行检查，由有经验的医生进行。由于胰腺癌位置深在，早期发现困难，易与胃肠及肝胆疾病混淆，因没能及时发现而延误诊治的情况很常见。典型的例子有意大利的男高音歌唱家帕瓦罗蒂、香港艺人沈殿霞等。

2.83　胰腺癌有哪些临床表现

多数恶性肿瘤有一个共同的特点，即早期无临床异常表现。同样，对于胰腺癌来说，大多数患者的主要症状是上腹部不适。一旦出现典型症状，病情已属中晚期。

胰腺癌最常见的三大症状包括：腹部及背部疼痛、厌食和不明原因的消瘦。60%的患者初期有疼痛症状，表现为上腹疼痛和说不清的不适感、闷堵感，时轻时重，时有时无，一般夜间明显。腹痛特点是在睡觉或仰卧位时加重，而俯卧、坐、立、前倾体位或走动时减轻。约10%的胰腺癌患者以厌食为首发症状，部分以消瘦为首发症状。但厌食和消瘦均不是胰腺癌的早期征象。

其他的常见症状有：①不明原因的黄疸：在大约15%的胰腺癌患者是首发症状。"黄疸"是胰头癌的典型表现。②久治不愈的胰腺炎。③不能用其他原因解释的中年人糖尿病。

尽管许多非恶性疾病也会产生以上症状，但中老年人出现上述症状时切不可掉以轻心，应及早到医院接受检查。

2.84 胰腺癌应如何治疗

迄今，胰腺癌的总体预后仍不乐观。手术切除目前是胰腺癌患者长期存活的唯一希望，一旦错过最佳的手术时机，采用放射治疗和化学治疗的效果均不理想，所以胰腺癌的死亡率非常高。

（1）手术治疗：胰腺癌早期缺乏明显症状，80%的病例确诊时已失去根治性手术的机会。外科治疗需要针对不同病期和肿瘤病灶局部侵犯的程度，采取不同的手术方式。

1）根治性手术：依据肿瘤部位的不同，大致可分为胰十二指肠切除术、胰体尾切除术及全胰切除术。总体来讲，胰腺手术都属于大型手术，对手术医生的技术水平、经验，以及手术前后的处理等要求较高，可能的情况下，应在大医院进行。

2）姑息性手术：由于肿瘤晚期或者身体原因而不适于根治性手术切除的患者，适当的外科干预可能会对延长患者的生存时间及改善生存质量起到明显的效果。常见的方法包括胃肠吻合术、胆肠吻合术等。随着内镜技术的发展，胆道支架技术的应用日趋广泛，单纯由于胆道梗阻而开腹行姑息性胆肠吻合术者较以前已明显减少。

（2）化学治疗：胰腺癌常用化学治疗药物以吉西他滨或替吉奥为主，但疗效有限。

（3）靶向药物治疗：目前报道的靶向药物主要有埃洛替尼、西妥昔单抗、贝伐单抗等，但疗效远不尽如人意，仍然需要进一步探索。

（4）放射治疗：主要用于不可手术的局部进展期胰腺癌的综合治疗。

2.85 如何预防胰腺癌

（1）一级预防：即肿瘤病因预防。流行病学调查资料提示：胰腺癌的发生与吸烟、酗酒、脂肪和蛋白质摄入过多等密切相关。因此，为减少胰腺癌的发生应做到以下几点：

1）戒烟：吸烟量和烟龄长短与胰腺癌发生成正相关，从少年时期即开始吸烟者更易患胰腺癌。

2）养成良好的饮食习惯：胰腺癌"偏爱"那些生活没规律、应酬较多的成功人士，因为过多高蛋白、高脂肪饮食及大量烟酒会长期对胰腺造成刺激，增加患胰腺癌的风险。日常饮食需注意以谷类、豆类、甘薯等粗粮作为膳食的主体，多吃新鲜蔬果，在饮食中增加纤维类、维生素和必要的矿物质。减少应酬，避免暴饮暴食。

3）减少环境致病因素：良好的环境因素对预防胰腺癌具有重要作用，应减少接触放射性物质，避免长期接触致癌物质，如某些金属、焦炭、煤气、石棉、祛脂剂、β-萘酚胺、联苯胺、甲基胆蒽、N-亚硝基甲胺、乙酰氨基芴和烃化物等。

（2）二级预防：即肿瘤早期诊断和早期治疗。

1）早期诊断：对40岁以上正常人群进行普查可以早期发现胰腺癌，普查手段目前依靠CA19-9单克隆抗体检查和B超。胰腺癌的CA19-9阳性率可达90％以上，故对CA19-9阳性患者应予定期复查，并作增强CT、MRI等深入检查，对有胰腺癌家族史者，更应定期查CA19-9和B超。

2）早期治疗：早期手术是目前治疗胰腺癌的主要方法。

2.86 什么是壶腹周围癌

壶腹周围癌泛指起源于胆胰壶腹及其周围的癌症，包括胰腺头部、胆总管下端、Vater壶腹、十二指肠乳头的恶性肿瘤。这些来源不同的恶性肿瘤，由于其特殊的解剖部位、类似的临床表现、相同的治疗方法，甚至在手术时也难以将其截然分开，故统称为壶腹周围癌。

但由于胰头癌出现临床症状一般较晚，手术切除率低，远期愈后明显差于其他类型，常单独讨论。因此，通常医学上讨论的壶腹周围癌主要指壶腹癌、胆总管下端癌和十二指肠腺癌。壶腹周围癌的恶性程度明显低于胰头癌，手术切除率和5年生存率都明显高于胰头癌。

壶腹周围癌多发生于50~70岁人群，其中男性约为女性的2倍。由于在癌较小时即可引起胆总管和主胰管的梗阻，黄疸出现早，病程进展缓慢，所以早期发现率高，手术切除率高达60%，且5年生存率高达40%~60%。

2.87 胰腺内分泌肿瘤（胰岛细胞瘤）到底是良性的还是恶性的

来源于胰腺外分泌部分的细胞发生恶变，就是人们常说的"癌中之王"——胰腺癌。而由内分泌部分的各种胰岛细胞发展而成的肿瘤，医学上称之为胰岛细胞瘤，或胰腺内分泌肿瘤。临床少见，症状复杂多样，病程缓慢，易与内分泌原发疾病相混淆，误诊和漏诊常见，容易导致患者长期被误诊、误治。

胰腺内分泌肿瘤按其是否导致临床症状可分为"功能性"

及"无功能性"肿瘤。前者因产生某种激素而具有相应临床症候群，按照激素分泌的类型可分为胰岛素瘤、胃泌素瘤、胰高血糖素瘤、血管活性肠多肽分泌瘤、生长抑素瘤等。而"无功能性"肿瘤可能并非不产生神经内分泌物质，只是不导致特殊临床症状而已，苹果公司总裁乔布斯得的就是这种"无功能性"肿瘤。

那么胰岛细胞瘤到底是良性还是恶性的呢？实际上，不同胰腺内分泌肿瘤的恶性率相差很大，如胰岛B细胞瘤也就是胰岛素瘤，90％为良性；而胃泌素瘤则60％~90％为恶性。但即便是恶性胰腺内分泌肿瘤，其一大特点便是生长缓慢，因而恶性程度一般也相对较低。和其他恶性肿瘤不同，不能仅通过显微镜观察肿瘤细胞就将胰腺内分泌肿瘤判断为恶性肿瘤。判断良、恶性的主要标准是看肿瘤是否有转移或者浸润周围的脏器。

2.88　如何诊断胰腺内分泌瘤

诊断流程如下：

（1）对于有功能的胰岛细胞瘤：首先根据患者临床表现推测可能增多的激素，然后通过激素测定明确是否有自主分泌的激素存在，这称为定性诊断。然后通过诸如超声内镜、CT、磁共振成像等影像学技术确定肿瘤的具体位置及可能的转移部位，这是定位诊断。

（2）对于无功能的胰岛细胞瘤：多因压迫症状或查体时经影像学检查发现胰腺上占位病灶，所以需与胰腺癌鉴别，因而内镜下穿刺活检明确病理就成了主要手段。

商界奇才史蒂夫·乔布斯2003年年底体检时，医生在其胰腺上发现一个肿瘤。医生的第一反应是乔布斯患胰腺癌，可能只有

3~6个月的时间了，随后穿刺活检确诊为胰腺内分泌瘤。由于胰腺内分泌瘤预后远好于胰腺癌，这也是医生在对乔布斯的肿瘤进行穿刺活检以后兴奋叫喊的原因。

2.89 胰腺内分泌肿瘤能治愈吗

手术切除是胰腺内分泌肿瘤的首选方法，对于早期患者，切除后可达到治愈目的。

由于内分泌肿瘤的一个重要治疗原则就是尽可能地切除原发病灶，积极地通过手术切除原发病灶及一切可切除的转移灶，仍然可以有效地延长生命，减轻症状，提高生活质量。因此，对于所有已有转移的恶性胰腺内分泌肿瘤，仍要以最积极的态度进行外科治疗；在不能完全切除的情况下，剩下的少量转移灶仍然可以通过内科手段来进一步处理。

手术方式：根据肿瘤的部位、大小和病理分型行局部摘除、胰十二指肠切除或保留十二指肠的胰头切除、胰腺节段切除、胰腺体尾部切除等。对原发病灶局限伴广泛肝转移且全身情况良好的病例，可考虑进行原发病灶切除并联合肝移植术。乔布斯经过全胰腺切除、肝移植等最复杂治疗，存活达8年之久。

术后应辅以生长抑素及其类似药物治疗。对术后复发的恶性病例，如果能够切除，应再次手术切除。

近年来，对胰腺内分泌肿瘤的诊断与治疗取得了快速的发展，诊断准确率逐年增高。胰腺内分泌肿瘤的生存期优于胰腺癌，即使是伴有肝转移的胰腺内分泌肿瘤的中位生存期也可达48个月,5年生存率近40％。总之，早期诊断率的提高，积极的根治性切除肿瘤，广泛开展的药物治疗临床试验等综合治疗措施已使胰腺内分泌肿瘤预后得到明显改善。

2.90　成人脾脏有哪些功能

脾脏是外周免疫器官之一，是人体最大的淋巴器官。它生在腹腔左上方，质地比较脆，容易损伤。一般来讲，脾脏有以下三大功能。

（1）它是人体的"血库"，平时脾脏像浸了血的"海绵"，储有较多的血液，并储有大量的血小板，当人体紧急需要时，如处于运动、失血、缺氧等应激状态时，脾就收缩，挤出血液，排送到血液循环中，以增加血容量，所以脾是个应急的小血库。

（2）脾脏犹如一台"过滤器"，当血液中出现病原体、异物及衰老的细胞，特别是红细胞和血小板时，脾脏中的巨噬细胞、淋巴细胞就会将其吞噬清除。因此，脾功能亢进时可能会引起红细胞及血小板的减少，甚至出现危及生命的大出血。

（3）脾脏是机体最大的免疫器官，占全身淋巴组织总量的25%，含有大量的淋巴细胞和巨噬细胞，通过多种机制发挥免疫作用。

2.91　随着年龄的增加，脾脏功能有什么变化

胎儿时脾脏是造血器官，出生后造血功能被红骨髓取代。在成人，脾脏不再担负造血功能，除非是在少数病理情况下。所以，成人脾切除后不影响机体的造血。

脾脏是外周免疫器官之一，是人体最大的淋巴器官，年幼

时，脾脏对维持人体免疫功能极重要，切除脾后，机体免疫力会下降，对感染的抵抗力减弱，甚至可以发生以肺炎链球菌为主要病原菌的脾切除后凶险性感染而致死。成人脾脏的功能在很大程度上可以被其他免疫器官代替。因此，脾切除术后通过一段时间的调整，机体免疫能得到恢复，它的部分免疫功能会被其他免疫器官替代，凶险性感染发生率极低，保脾手术或脾组织自体移植多无必要。所以，在脾脏病变危及人体健康时，可以把它切除。

2.92 引起脾大的常见原因有哪些

脾大的病因可归纳为两大类：一类是感染性脾大；另一类是非感染性脾大。

（1）感染性：

1）急性感染：见于病毒、立克次体、细菌、螺旋体及寄生虫感染。

2）慢性感染：见于慢性病毒性肝炎、慢性血吸虫病、慢性疟疾、黑热病、梅毒等。

（2）非感染性：

1）淤血：见于肝硬化、门静脉栓塞、慢性充血性右心衰竭、慢性缩窄性心包炎或大量心包积液、Budd-Chiari综合征、特发性非硬化性门静脉高压症。

2）血液病：见于各种类型的急、慢性白血病，红白血病，红血病，恶性淋巴瘤，恶性组织细胞病，特发性血小板减少性紫癜，溶血性贫血，真性红细胞增多症，骨髓纤维化，多发性骨髓瘤，系统性组织肥大细胞病，脾功能亢进症。

3）结缔组织病：如系统性红斑狼疮、皮肌炎、结节性多动脉炎、Felty病等。

4）组织细胞增生症：如勒雪（Letterer-Siwe）病、黄脂瘤病、嗜酸性肉芽肿。

5）脂质沉积症：如戈谢病（高雪病）、尼曼-匹克病。

6）脾脏肿瘤与囊肿：脾脏恶性肿瘤原发性者少见，转移至脾脏的恶性肿瘤也罕见，原发癌灶多位于消化道。脾脏囊肿罕见，分真性和假性囊肿。

因脾大原因较复杂，除少数人为生理性外，都应在医生指导下寻找病因，并要定期复查。

2.93 脾功能亢进有哪些临床表现

脾功能亢进是循环血细胞减少伴脾肿大的综合征。由于脾脏病变几乎总是继发于肝硬化门静脉高压等其他原发病，因此所表现出的大部分症状和体征都与基础疾病有关。脾功能亢进的临床表现有以下几点。

（1）脾大：大部分病例的脾脏均肿大，除了可触及肿大的脾脏外，还可遇到下列症状：早期的食后饱胀感可能是肿大的脾脏压迫胃而引起的，左上腹部疼痛或脾脏摩擦音提示脾脏梗死可能。B超、CT等检查可测定脾大小及脾内病变。但脾大与脾功能亢进的程度并不一定成比例。

（2）血细胞减少：红细胞、白细胞及血小板可以单独或同时减少。一般早期病例只有白细胞或血小板减少，晚期病例发生全血细胞减少。随病情发展，临床上出现相应症状，如贫血（红细胞减少）、紫癜或出血（血小板减少）、反复发热感染（白细胞减少）等。

（3）骨髓呈造血细胞增生象：部分病例还可同时出现成熟障碍，也可能因外周血细胞大量被破坏，成熟细胞释放过多，造成类似成熟障碍现象。

2.94 脾破裂是否一定需要切除脾脏

脾是腹部内脏最容易受损的器官，在腹部闭合性损伤中，脾破裂占20%~40%。

各种原因引起的脾破裂均可引起致命的大出血，须立即行脾切除术止血，挽救生命。随着对脾功能认识的深入，在坚持"抢救性命第一，保留脾第二"的原则下，尽量保留脾脏（特别对于儿童）已成为外科界共识。脾破裂治疗方法如下：

（1）出血量少，生命体征稳定，B超、CT证实脾裂伤表浅、局限，无其他脏器合并伤者，可严密观察，保守治疗。观察中如继续出血，应立即手术。

（2）出血量大的患者，开腹探查后，如能保脾，则尽量缝合止血，保留脾脏。

（3）对于以下情况，应行全脾切除术：①脾门部血管撕裂；②脾脏中心部碎裂；③多发伤全身情况差；④老年人；⑤原有病理性脾大；⑥延迟性脾破裂。

2.95 为何对于老年脾破裂病例不主张作保脾手术

不同于儿童或中青年，对于老年人，尤其是高龄者，发生脾破裂时均应急症行脾切除术。一方面是因为脾破裂修补手术本身存在再出血风险，而老年人脾脏脆性增加，缝合止血困难，行脾破裂修补手术不容易成功；另一方面，老年人各器官功能减退，对大出血耐受性降低，脾外伤时需要确切止血并尽快结束手术。因此，对老年脾破裂病例，抢救性命第一，一般不主张作保脾手术。

2.96　为何老年人需严防延迟性脾破裂

脾破裂按病理解剖可分为中央型破例（破在脾实质深处）、包膜下破裂（破在脾实质周边部分）和真性破裂（破损累及包膜）3种。

延迟性脾破裂是外伤性脾破裂的一种特殊类型，系指腹部外伤48小时以后才表现为腹腔大出血症状的脾破裂。延迟性破裂一般发生在2周以内，但也有迟至数月以后的。开始受伤时脾包膜未破，血液积于包膜内，或脾脏仅有小裂口被血凝块包裹，伤者可无明显的内出血表现。但随着包膜内血液越积越多，常常在1周左右撑破包膜而出现明显的内出血症状，称为延迟性脾破裂。

老年人腹部肌肉较薄弱，在同样的外力作用下，老年人受到的伤害比青壮年要大得多。且老年人对痛觉反应较迟钝，同样的腹腔内病变，老年人可能浑然不知，年轻人则已经有明显的感觉了。延迟性脾破裂在包膜破裂前，常有持续性的左上腹隐痛，因老年人痛觉反应迟钝常不易被察觉，从而延误治疗，严重者可因失去宝贵的抢救时机而危及生命。因此，当老年人上腹部或左下胸部受到暴力外伤时，不论有无明显的症状，都应该到医院进行检查，医生给予脾脏B超检查即可明确诊断。延迟性脾破裂应行脾切除术。

2.97 哪些血液病需要行脾切除术

脾切除治疗血液病已有100多年历史，随着对脾脏病理生理学方面认识的不断深入，脾切除适应证也在不断变化，总体上越来越趋向谨慎。因血细胞在脾脏遭到破坏，需要接受脾切除的血液病有：

（1）原发性血小板减少性紫癜：适于年轻患者，首次发作，经药物治疗半年不愈；慢性反复发作者；急性型，药物治疗后不能控制出血应行紧急脾切除。

（2）溶血性贫血：适于药物（激素）治疗后1个月内不见效者；长期用药发生严重不良反应，无法继续用药者。

（3）慢性粒细胞白血病：病情缓慢，约有70%可出现急变的表现。约90%患者脾大。脾切除对有明显脾功能亢进，尤其是伴有血小板减少者，或巨脾引起明显症状或因脾梗死引起脾区剧痛者，能缓解病情，但不能延缓其急变发生和延长生存时间。

（4）慢性淋巴细胞白血病：部分患者并发进行性血小板减少或溶血性贫血，同时脾大显著，而采用肾上腺皮质激素治疗效果不明显者，可行脾切除术。

（5）多毛细胞白血病：是一种少见的慢性白血病。有明显脾大，大多数患者全血细胞减少。α-干扰素和去氧助间霉素治疗最有效。但若全血细胞减少，反复出血或感染及巨脾，脾切除可使血象迅速改善，生存期延长。

（6）霍奇金病：诊断性剖腹探查及脾切除可确切地帮助确定霍奇金病分期和治疗方案。

（7）再生障碍性贫血：适于药物治疗无效，骨髓检查存在代偿性增生者（外周血内网织红细胞检查多次为零者不宜手术）。

2.98 脾脏占位性病变有哪些

（1）脾囊肿：可分为真性和假性两种。真性囊肿有皮样囊肿、淋巴管囊肿或寄生虫性囊肿等，其中以包虫病囊肿较为常见。假性囊肿可为损伤后陈旧性血肿或脾梗死后局限性液化而成等，多位于脾被膜下。小的非寄生虫性、非肿瘤性脾囊肿不需治疗。

（2）脾良性肿瘤：原发性肿瘤少见。良性肿瘤多为血管瘤、内皮瘤。肿瘤小者多无明显症状，大者表现为脾大及压迫邻近器官等相关症状。脾脏良恶性肿瘤临床鉴别困难，通常采用脾切除术。良性肿瘤行手术切除效果好。

（3）脾恶性肿瘤：多为肉瘤，发展迅速，转移早，预后差。脾原发性淋巴瘤包括霍奇金病和非霍奇金病，预后亦差。脾恶性肿瘤如未扩散，首选脾切除加放疗或化疗。

（4）脾脓肿：常发生在脓毒血症后，如脓肿局限在脾内，可行脾切除术，如已波及脾脏四周，则仅能作引流术。对于局限性脾结核，也可行脾切除术。

2.99 老年人脾切除手术前后应注意什么

（1）由于脾切除术后凶险性感染半数为肺炎链球菌引起的，国外脾切除术之前常规接种肺炎链球菌菌苗和流感嗜血杆菌菌苗，最好在手术前1周进行。由于肺炎链球菌对青霉素敏感，脾切除术后常规应用青霉素（青霉素过敏者可用红霉素）预防感染。

（2）术前常规留置胃管，以便于术中分离和结扎胃短血管，同时防止术后发生胃扩张及胃瘘。术后2~3天即可拔除胃管，恢复进食。

（3）很多接受脾切除术的患者，肝功能较差，术后应充分补充白蛋白、维生素、葡萄糖等，如疑有肝性脑病时，应及时采取相应的防治措施。

（4）脾切除术后有血栓形成倾向，多发生于肠系膜上静脉和门静脉，一旦发生后果严重。因此，术后每3天测1次血小板，若>300×10⁹/L，则口服肠溶阿司匹林50~100毫克，每天1次。

（5）对无脾者加强教育，适当户外活动，加强锻炼，注意保暖。尽量避免发生感冒，一旦发生，尽快治疗。

2.100　老年人应选择保脾手术还是切脾手术

近半个世纪以来，尤其是近20年来随着对脾脏解剖和生理功能的研究深入，脾切除对人体免疫功能的损害使人们意识到了保脾的重要性，避免非必要的脾切除手术已成为共识。但对具体疾病的术式选择上，目前仍有争议存在。

（1）门静脉高压症手术的保脾问题：对于脾大伴脾功能亢进而无明显的食管静脉曲张，是否行脾切除，目前仍有不同意见。许多研究认为，门静脉高压症患者行脾切除术后，不影响机体的免疫功能；也有研究认为，肝硬化患者行肝移植后，脾大和功能亢进是可以恢复的，切脾会对机体造成损害。在临床工作中，门静脉高压症手术中保脾与否，应遵循个体化的原则，主要根据患者的年龄、脾脏大小、脾功能亢进程度而定。轻度的脾功能亢进或单纯血小板减少不是脾切除的绝对适应证。对老年人、重度脾功能亢进或巨脾引起明显症状者可考虑脾切除。

（2）恶性肿瘤治疗的保脾手术问题：对于胃底贲门癌、胰体尾部癌、结肠脾曲部癌，因肿瘤根治术需要或因脾血管无法保留，多采取联合脾切除手术。但鉴于脾脏在肿瘤免疫中具有重要的作用，如何选择脾脏切除手术适应证及如何评价脾脏切除的效果是一个尚有争议的问题。脾脏在肿瘤早期具有正向免疫功能，对机体抗肿瘤免疫有益；而在肿瘤晚期具有负向免疫功能，无益于机体抗肿瘤免疫。而涉及不同部位、不同组织来源的肿瘤，以及考虑到肿瘤的早、晚期具体量化的时间点，情况复杂得多，因此在作出保留脾脏的决定时要慎重。

3

求诊指南

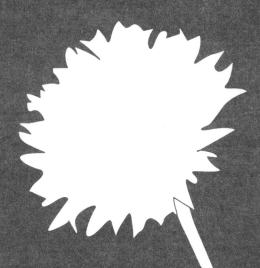

3.1 要相信医生

老年人常常没有足够的医学知识，平时可以留心阅读一些科普知识的报纸、杂志、书籍，收听、收看广播电视中的一些健康教育节目，不断提高自己的健康知识，可以提高自己预防疾病的能力。对于没有被诊断出肝胆胰脾疾病的老年人，掌握这些知识，有助于早期发现症状，及时诊断疾病。要做到多听医生怎么说，而不是听信别人怎么讲。

3.2 做好求诊前的准备

对于已经患有肝胆胰脾疾病者，每次就诊前最好做一定的准备，也就是通常说的要做好"功课"。有的老年人受文化水平限制，常常搞不清楚自己用的什么药，就诊时可将药瓶、药盒带上，方便医生了解情况。有的老年人很想问医生一些问题，但到了医生面前却什么也记不起来，或者东拉西扯抓不住重点。对于这种情况，如果预先记张小纸条带上就会方便得多。

3.3 检查时需要注意的一些问题

肝胆胰脾疾病就诊时一般需要做一些实验室检查和影像学检查。这些检查有一些事项需要特别注意，现介绍如下。

（1）常见实验室检查：

1）血细胞分析（血常规检查）：无特别要求。

2）生化常规：需注意以下事项，否则可能导致误差太多，甚至误诊。

◇ 空腹检查。生化多项测定值与饮食有一定关系。因此检查前一天晚餐应避免饮酒，不要进食高脂肪、高蛋白食物，检查前一天晚上9点后不要再进食，检查当天不能吃早餐。

◇ 禁止剧烈活动。检查当天早上不能进行体育锻炼或剧烈运动，应到医院后安静休息20分钟后再抽血检验。

◇ 尽量避免在静脉输液期间或在用药4小时内做血生化检查。如果允许，最好在做血生化检查前3~5天停药。通常用药剂量越大，间隔时间越短，对血生化检查结果的干扰越大。影响血生化检查结果的药物有异烟肼、利福平、氯丙嗪、水杨酸制剂等。

◇ 不能食用含有丰富胡萝卜素的食物。

◇ 抽血前最好能洗个澡，清洗一下要抽血的部位，防止细菌感染。

3）乙肝三系：要求空腹检查。

4）血清肿瘤标志物：包括AFP、CEA、CA19-9等，要求空腹检查。

（2）常见影像学检查：

1）B超检查：肝胆胰脾B超检查前一般无须特别准备，但要求空腹进行。

2）CT扫描：分为CT平扫和CT增强扫描。进行CT增强扫描时，需注射含碘对比剂。该对比剂可能会使人体出现不良反应，甚至危及生命。

◇ 先到登记室登记，详细阅读检查签字书，签字后，做碘过敏试验，阴性者才能做增强扫描。阳性者可遵医嘱做平扫（不注射造影剂扫描）或者行其他检查（如磁共振等）。

◇ 如有以下情况，不要进行此检查：①曾有对含碘造影剂过敏的病史；②患有甲状腺功能亢进；③患有重症肌无力；④妊娠。

3）做腹部CT检查前必须禁食、禁水，以免形成伪影，影响CT图像质量。

4）在检查当日，请携带500~1 000毫升水，检查后应大量饮水，加速造影剂排泄。

5）检查结束半小时后再离院，以便观察，如离院后出现不适，请速往医院诊治。

（3）MRI检查：属无创性检查，无射线辐射，受检者不必有思想负担。但在某些情况下MRI是一种可能存在创伤性和危险的医疗手段。因此，检查前需确认患者是否适于进行此项检查。

1）有以下情况的患者禁止此项检查：①装有电、磁及机械有源植入物，如心脏起搏器、神经刺激器的患者；②依靠电、磁或机械体外有源生命系统的患者；③体内存有动脉瘤夹或眼球内存有金属异物的患者。

2）有以下情况的患者，需慎行此项检查：①体内外金属异物；②精神异常、易发癫痫或幽闭症患者及不配合的患者；③妊娠期妇女；④体内存有金属内置物的患者。

3）行腹部MRI检查的患者应空腹。

4）患者进入扫描室前必须去掉随身携带的所有电子、电磁产品、金属物品。

5）以上情况，在预约单上均有详细说明，请仔细阅读，并签字，方可进行检查。

（4）ERCP检查：这是当前诊治胰腺、胆道疾病比较先进的手段之一。ERCP检查的并发症有急性胰腺炎、急性化脓性胆管炎、出血、穿孔、过敏、心血管意外等。所以检查前应做好充分的准备，如空腹至少6小时以上、做碘过敏试验、血淀粉酶、白细胞测定等，老人还要做心电图、血氧饱和度等检查。完成检查后，要卧床休息、禁食1天，并在术后3小时及次晨抽血查血淀粉酶，以排除胰腺炎发作。

3.4 上海市部分三级医院一览表

所在区	名称	地址	电话	网址
宝山	复旦大学附属华山医院（北院）	陆翔路518号	66895999	http://www.huashan.org.cn
宝山	上海交通大学医学院附属第三人民医院	漠河路280号	56691101	http://www.bghospital.cn
虹口	上海中医药大学附属岳阳中西医结合医院	甘河路110号	65161782	http://www.yueyangyy.com
虹口	上海交通大学附属上海市第一人民医院	海宁路100号	63240090	http://www.firsthospital.cn
黄浦	上海中医药大学附属曙光医院（西院）	普安路185号	53821650	http://www.sgyy.cn
黄浦	上海交通大学医学院附属瑞金医院	瑞金二路197号	64370045	http://www.rjh.com.cn
黄浦	上海交通大学医学院附属仁济医院（西部）	山东中路145号	58752345	http://www.renji.com
黄浦	上海交通大学医学院附属第九人民医院	制造局路639号	63138341	www.9hospital.com
黄浦	第二军医大学附属长征医院	凤阳路415号	81886999	http://www.shczyy.com
静安	复旦大学附属华山医院	乌鲁木齐中路12号	52889999	http://www.huashan.org.cn/
静安	复旦大学附属华东医院	延安西路221号	62483180	http://www.huadonghospital.com
静安	上海市眼病防治中心	康定路380号	62717733	http://www.shsyf.com
浦东	同济大学附属东方医院	即墨路150号	38804518	http://www.easthospital.cn

所在区	名称	地址	电话	网址
浦东	上海中医药大学附属曙光医院（东院）	张衡路528号	53821650	http://www.sgyy.cn
浦东	上海交通大学医学院附属仁济医院（东部）	东方路1630号	58752345	http://www.renji.com
普陀	同济大学附属同济医院	新村路389号	56051080	http://www.tongjihospital.com.cn
普陀	上海中医药大学附属普陀医院	兰溪路164号	62572723	http://www.sptdch.cn
松江	上海交通大学附属上海市第一人民医院（南院）	新松江路650号	63240090	http://www.firsthospital.cn
徐汇	上海中医药大学附属龙华医院	宛平南路725号	64385700	http://www.longhua.net
徐汇	上海交通大学医学院附属第六人民医院	宜山路600号	64369181	http://www.6thhosp.com
徐汇	复旦大学附属中山医院	枫林路180号	64041990	http://www.zs-hospital.sh.cn/
徐汇	上海交通大学附属胸科医院	淮海西路241号	62821900	http://www.shxkyy.com
徐汇	复旦大学附属眼耳鼻喉科医院	汾阳路83号	64377134	http://www.fdeent.org
徐汇	复旦大学附属肿瘤医院	东安路270号	64175590	http://www.shca.org.cn
杨浦	上海交通大学医学院附属新华医院	控江路1665号	25078999	http://www.xinhuamed.com.cn
杨浦	第二军医大学附属长海医院	长海路168号	31166666	http://www.chhospital.com.cn
闸北	上海中医医院	芷江中路274号	56639828	http://szy.sh.cn
闸北	同济大学附属第十人民医院	延长中路301号	66300588	http://www.shdsyy.com.cn

所在区	名称	地址	电话	网址
闵行	上海交通大学医学院附属仁济医院（南院）	江月路2000号	58752345	http://www.renji.com/
青浦	青浦区中心医院	公园东路1158号	69719190	http://www.qphospital.com
奉贤	奉贤区中心医院	南奉公路6600号	57420702	http://www.fengxianhosp.com
崇明	崇明县中心医院	南门路25号	59612701	
长宁	上海市皮肤病医院	武夷路196号	61833000	http://www.shskin.com
金山	复旦大学附属公共卫生临床中心	漕廊公路2901号	37990333	http://www.shaphc.org
金山	复旦大学附属金山医院	龙航路1508号	34189990	http://www.jinshanhos.org.cn

3.5　专家门诊预约方式

专家门诊的预约方式有以下两种。

（1）通过"医联网"的预约服务系统进行网上预约挂号。

打开医联网主页（http://www.shdc.org.cn）→点击右上角"医联预约服务"→按预约挂号指南进行。

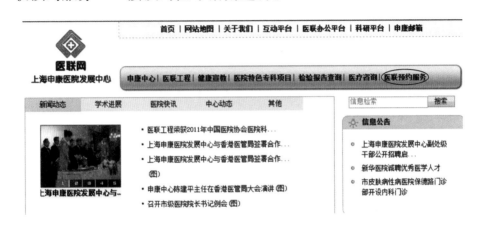

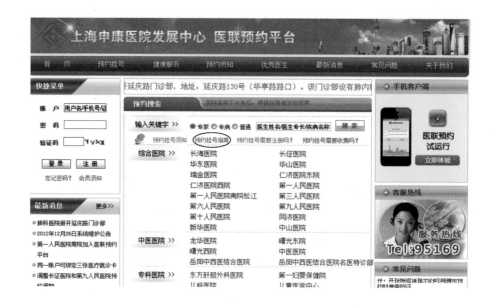

（2）拨打电话95169进行预约（仅收取市话费）。

1）预约时需要以下信息：患者姓名、身份证号码、手机号码，预约专家的姓名。复诊患者预约时还需提供医保卡或自费卡卡号。

2）备注：如果老人没有手机，需要家属提供手机，预约成功后就诊的相关信息以短信形式发送到手机上，凭短信挂号。

3）就诊时还需要携带以下物件：患者身份证、医保卡或就诊卡、预约时所提供的手机。